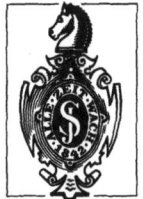

H.-A. Ladner   A. Pfleiderer
Ch. Z. Profous (Hrsg.)

Gynäkologische Radiologie

Mit 36 Abbildungen
und 57 Tabellen

AGO
Arbeitsgemeinschaft für
Gynäkologische Onkologie

Springer-Verlag
Berlin Heidelberg New York
London Paris Tokyo
Hong Kong Barcelona
Budapest

Prof. Dr. med. Hans-Adolf Ladner
Prof. Dr. med. Albrecht Pfleiderer
Universitäts-Frauenklinik
Hugstetter Straße 55
W-7800 Freiburg

Dr. Christian Z. Profous
Farmitalia Carlo Erba GmbH
Merzhauser Straße 112
W-7800 Freiburg

ISBN-13: 978-3-540-55726-5   e-ISBN-13: 978-3-642-77667-0
DOI: 10.1007/978-3-642-77667-0

Die Deutsche Bibliothek – CIP-Einheitsaufnahme
Gynäkologische Radiologie / AGO, Arbeitsgemeinschaft für Gynäkologische
Onkologie. H.-A. Laderer ... (Hrsg.). – Berlin ; Heidelberg ; New York ; London ;
Paris ; Tokyo ; Hong Kong ; Barcelona ; Budapest : Springer, 1992

NE: Ladner, Hans-Adolf [Hrsg.]

Dieses Werk ist urheberrechtlich geschützt. Die dadurch begründeten Rechte, insbesondere die
der Übersetzung, des Nachdrucks, des Vortrags, der Entnahme von Abbildungen und Tabellen,
der Funksendung, der Mikroverfilmung oder der Vervielfältigung auf anderen Wegen und der
Speicherung in Datenverarbeitungsanlagen, bleiben, auch bei nur auszugsweiser Verwertung, vorbehalten. Eine Vervielfältigung dieses Werkes oder von Teilen dieses Werkes ist auch im Einzelfall
nur in den Grenzen der gesetzlichen Bestimmungen des Urheberrechtsgesetzes der Bundesrepublik
Deutschland vom 9. September 1965 in der jeweils geltenden Fassung zulässig. Sie ist grundsätzlich vergütungspflichtig. Zuwiderhandlungen unterliegen den Strafbestimmungen des Urheberrechtsgesetzes.

© Springer-Verlag Berlin Heidelberg 1992

Die Wiedergabe von Gebrauchsnamen, Handelsnamen, Warenbezeichnungen usw. in diesem Werk
berechtigt auch ohne besondere Kennzeichnung nicht zu der Annahme, daß solche Namen im Sinne
der Warenzeichen- und Markenschutz-Gesetzgebung als frei zu betrachten wären und daher von
jedermann benutzt werden dürften.

Produkthaftung: Für Angaben über Dosierungsanweisungen und Applikationsformen kann vom
Verlag keine Gewähr übernommen werden. Derartige Angaben müssen vom jeweiligen Anwender
im Einzelfall anhand anderer Literaturstellen auf ihre Richtigkeit überprüft werden.

Satz und Layout: Reiner Göhrick, Manuskript- & Textverarbeitung, 7630 Lahr

Vorwort

Die Strahlentherapie gynäkologischer Krebserkrankungen stand für den Frauenarzt früher sehr viel mehr als heute im Mittelpunkt seines Denkens. Der Rückgang der Zervixkarzinome, die oft zu forsche Indikationsstellung zur Operation und die emotionale Ablehnung der Strahlentherapie in der Bevölkerung erwecken den Eindruck einer geringeren Bedeutung. Die Röntgendiagnostik der Brust und neue bildgebende Verfahren zur Darstellung der Beckenorgane haben den Schwerpunkt zur Röntgendiagnostik verschoben. Gerade diese Befunde der Radiologen werden vom Frauenarzt ohne kritische Wertung übernommen. Eine klinisch-wissenschaftliche Auseinandersetzung mit röntgendiagnostischen und strahlentherapeutischen Fragen in der Gynäkologie findet in den vergangenen Jahren viel zu selten statt.

Die Arbeitsgemeinschaft für gynäkologische Radiologie (AGR) hat diese Themen aufgegriffen und zusammen mit der Arbeitsgemeinschaft für gynäkologische Onkologie (AGO) Anfang Dezember 1990 ein Symposium über Probleme der gynäkologischen Radiologie durchgeführt. Das vorliegende Buch gibt einen Überblick über die wichtigsten Beiträge und stellt eine aktuelle Übersicht über den Stand des Wissens vor.

Der Zeitpunkt dieser Veranstaltung, kurz vor dem 65. Geburtstag von Herrn Prof. Dr. med. Hans-Adolf Ladner, Freiburg, war gewählt, um die jahrzehntelange hervorragende Zusammenarbeit zwischen Gynäkologen und Radiologen an der Freiburger Universitäts-Frauenklinik zu würdigen. Herr Prof. Dr. med Hans-Adolf Ladner, Direktor der Abteilung »Gynäkologische Radiologie« unserer Klinik in den vergangenen 25 Jahren, war der zuverlässige und allzeit bereite, vorsichtig entscheidende und für alle Neuerungen jederzeit offene Partner und Garant einer optimalen Zusammenarbeit. In seiner stillen, zurückhaltenden Art auf breitem wissenschaftlichen Fundus stehend hat er es verstanden, das Gebiet der gynäkologischen Radiologie zu einem Schwerpunkt in Freiburg, im südwestdeutschen Raum und weit darüber hinaus zu machen. Wir als Ärzte in der Freiburger Frauenklinik, als gynäkologische Onkologen und als Vorstand der AGO haben Herrn Professor Ladner für sein ärztlich-klinisches Engagement und für seine wissenschaftliche Leistung viel zu danken.

Herrn Kollegen Ladner, der die Redner dieser Veranstaltung am 2. und 3.12.1990 in Freiburg ausgewählt hat, ist es zu danken, daß in diesem Band viele an der gynäkologischen Radiologie interessierte Gynäkologen und Radiologen zu allen aktuellen Fragen dieses Spezialgebietes Stellung nehmen.

Mit dem vorliegenden Band setzt die AGO ihre Buchreihe fort, um auch die Diskussionen über medizinische Radiologie in der Gynäkologie einer breiteren medizinischen Öffentlichkeit zugänglich zu machen. Die Herausgabe dieser Buchreihe wird weiterhin durch die finanzielle Unterstützung der Firma Farmitalia Carlo Erba GmbH, Freiburg, ermöglicht, für die ich Herrn Dr. Chr. Z. Profous, Freiburg, besonders danken möchte.

Die Nahtstellen zwischen Gynäkologie und Radiologie können auch in Zukunft nur mit einem umfangreichen medizinisch-wissenschaftlichen Rüstzeug gepflegt und bewältigt werden, um das ärztliche Handeln bei der Primär- und Rezidivtherapie der Krebserkrankung noch gezielter als bisher einzusetzen. Hierbei wird die Strahlentherapie in der Gynäkologie auch weiterhin eine wichtige Rolle spielen.

Freiburg, im Dezember 1991
Prof. Dr. A. Pfleiderer

Inhaltsverzeichnis

Vorwort
Prof. Dr. A. Pfleiderer V

I. Einführung

Zur Situation der gynäkologischen
Radiologie heute – eine Einführung
Prof. Dr. H.-A. Ladner 3

II. Endometriumkarzinom

Die Operation beim Endometriumkarzinom
A. Pfleiderer 13

Ergebnisse und Nebenwirkungen der postoperativen
Strahlentherapie beim Korpuskarzinom
H. Kucera 26

Zur Strahlentherapie des Endometriumkarzinoms
H.-A. Ladner 35

III. Zervixkarzinom

Therapie des Zervixkarzinoms in der
Frauenklinik Freiburg 1975–1986
G. Teufel, H.-A. Ladner, A. Pfleiderer 47

Postoperative Strahlentherapie des Zervixkarzinoms
J. Bahnsen, H.-J. Frischbier 68

Ergebnisse der Kurzzeit-Afterloading-
Bestrahlung beim Zervixkarzinom
K. Rotte: 76

IV. Strahlentherapeutische Details

Experimentelle strahlenbiologische Untersuchungen zur
Äquivalenz einer LDR-, MDR- und HDR-Strahlentherapie
gynäkologischer Karzinome
R. Schulz-Wendtland, M. Bauer 85

Individualisierte Bestrahlungsplanung beim Zervix-
und Endometriumkarzinom
M. Herbolsheimer 96

V. Allgemeine Gesichtspunkte zum Uteruskarzinom

Gesichtspunkte zur Vermeidung fortgeschrittener Tumorstadien
H. Sommer, H. Nöschel 107

Allgemeine Gesichtspunkte zur Strahlentherapie
des Uteruskarzinoms
H.-A. Ladner 112

VI. Vulva- und Vaginalkarzinom (Strahlentherapie)

Die Strahlentherapie des Vulvakarzinoms
A. C. Almendral 123

Die Strahlentherapie des Vaginalkarzinom
H. Vahrson 131

VII. Mammakarzinom

Natürliche Wachstumsgeschwindigkeit des Brustkrebses
und Konsequenzen für die Früherkennung und Behandlung
D. von Fournier 143

Bildgebende Verfahren in der Mammadiagnostik
M. Bauer, R. Schulz-Wendtland, G. Teufel 150

Entwicklungen in der aktuellen Mammachirurgie
G. Teufel, F. Kommoss, M. Bauer 164

Strahlentherapie nach brusterhaltender Operation
J. Bahnsen 178

Die Behandlung des Mammakarzinoms
Therapiekonzept der neunziger Jahre
W. Jonat 185

VIII. Gynäkologische Radiologie

Spezielle Aspekte der gynäkologischen Radiologie
H.-A. Ladner 197

Autorenverzeichnis

Almendral A.C., Prof. Dr. med.
Universitäts-Frauenklinik
Kantonsspital
Am Petergraben 4
CH-4031 Basel

Bahnsen J., Prof. Dr. med.
Abteilung Gynäkologische Radiologie
Universitäts-Frauenklinik Eppendorf
Martinistraße 52
W-2000 Hamburg 20

Bauer M., Prof. Dr. med.
Abteilung Gynäkologische Radiologie
Universitäts-Frauenklinik Freiburg
Hugstetter Straße 55
W-7800 Freiburg i. Br.

Fournier D. von, Prof. Dr. med.
Abteilung Gynäkologisch-Geburtshilfliche Radiologie
Universitäts-Frauenklinik
Voßstraße 9
W-6900 Heidelberg

Frischbier H.-J., Prof. Dr. med.
Abteilung Gynäkologische Radiologie
Universitäts-Frauenklinik Eppendorf
Martinistraße 52
W-2000 Hamburg 20

Herbolsheimer M., Dr. med.
Strahlenabteilung
Universitäts-Frauenklinik
Josef-Schneider-Str. 4
W-8700 Würzburg

Jonat W., Prof. Dr. med.
Universitäts-Frauenklinik Eppendorf
Martinistraße 52
W-2000 Hamburg 20

Kommoss F., Dr. med.
Universitäts-Frauenklinik Freiburg
Hugstetter Straße 55
W-7800 Freiburg

Kucera H., Prof. Dr. med.
Strahlenabteilung
Universitäts-Frauenklinik Wien
Spitalgasse 23
A-1080 Wien

Ladner H.-A., Prof. Dr. med.
Abteilung Gynäkologische Radiologie
Universitäts-Frauenklinik Freiburg
Hugstetter Straße 55
W-7800 Freiburg i. Br.

Nöschel H., Dr. sc. med.
Klinik und Poliklinik für Frauenheilkunde und Geburtshilfe
Bachstraße 18
O-6900 Jena

Pfleiderer A., Prof. Dr. med.
Universitäts-Frauenklinik Freiburg
Hugstetter Straße 55
W-7800 Freiburg i. Br.

Rotte K., Prof. Dr. med.
Strahlenabteilung
Universitäts-Frauenklinik
Josef-Schneider-Straße 4
W-8700 Würzburg

Schulz-Wendlandt R., Dr. med.
Abteilung Gynäkologische Radiologie
Universitäts-Frauenklinik Freiburg
Hugstetter Straße 55
W-7800 Freiburg i. Br.

Sommer H., Dr. sc. med.
Klinik und Poliklinik für Frauenheilkunde und Geburtshilfe
Bachstraße 18
O-6900 Jena

Teufel G., Prof. Dr. med.
Universitäts-Frauenklinik Freiburg
Hugstetter Straße 55
W-7800 Freiburg i.Br.

Vahrson H., Prof. Dr. med.
Abteilung Gynäkologische Onkologie und Strahlentherapie
Zentrum für Frauenheilkunde
Klinikstraße 32
W-6300 Gießen

I. Einführung

I. Einführung

Zur Situation der gynäkologischen Radiologie heute – eine Einführung

H.-A. Ladner

In den vergangenen Jahren hat die Freiburger Universitäts-Frauenklinik in mehreren Symposien und Tagungsbänden mit gezielten Fragestellungen zur Diskussion offener gynäkologisch-onkologischer Probleme beigetragen; daher wird zunächst auf diese Monographien und Übersichtsarbeiten verwiesen, die sowohl beim Endometrium- [13,17,28] und Zervixkarzinom [39,42] als auch beim Ovarial- [28,46] und Mamma-Karzinom [3,8,12,16] die aktuelle Situation der Strahlentherapie und der Röntgendiagnostik beschreiben. Ausgehend von diesen Übersichten und von einigen grundlegenden Arbeiten der Weltliteratur beschäftigten wir uns im Rahmen der Informationsveranstaltung »Gynäkologische Radiologie« am 2. und 3. Dezember 1990 in Freiburg mit einigen Spezialfragen der Erkennung und Strahlenbehandlung gynäkologischer Malignome; daher möchten wir auch in diesem Band Wiederholungen mit früheren Übersichten vermeiden und einige aktuelle Fragestellungen der Radiologie herausgreifen, um gleichzeitig die derzeitige Gesamtsituation der gynäkologischen Onkologie darzustellen versuchen.

Diese nicht ganz einfache Aufgabe erfolgt in diesem Band in Bezug auf die *Organlokalisation* gynäkologischer Malignome: das Endometriumkarzinom als heute häufigstes Genitalkarzinom der Frau wirft – schon aufgrund der neuen Stadieneinteilung (FIGO 1988, [9,27,28,39]) – andere Fragen an die Strahlentherapeuten auf als das Zervixkarzinom. Daher sollte nicht grundsätzlich von einer pelvinen Bestrahlung der Genitalkarzinome gesprochen werden, wie man es immer häufiger in der allgemeinen Strahlentherapie-Literatur findet. Endometrium- und Zervixkarzinome haben, ebenso wie Vulva- und Vaginalkarzinome, schon seit Jahrzehnten unterschiedliche Behandlungsfragen aufgeworfen, so daß diese auch für die Strahlentherapie getrennt nach Organlokalisation besprochen werden müssen.

So haben sich Frauenärzte und Radiologen besonders darum bemüht, spezielle Fragestellungen unter dem Aspekt der *Prognosefaktoren* herauszuarbeiten. In der Diskussion um die Wertigkeit von einzelnen ungünstigen Prognosefaktoren (beim Endometriumkarzinom z.B. Infiltrationstiefe ins

Myometrium und histologische Unterschiede [6,17,20,24,28,37,40,42,43], oder beim Mammakarzinom, z.B. Tumorgröße, axilläre Lymphknotenbeteiligung oder histologische Sonderformen [16,34,35,36] sind noch viele Fragen bisher ungelöst; daher werden diese Fragen auch in diesem Band aus diagnostischer und strahlentherapeutischer Sicht ausführlich besprochen.

Ein wichtiger Punkt in diesem Zusammenhang scheint mir zunächst der Therapiewandel beim Endometrium- und Zervixkarzinom zu sein: Vergleicht man über einen Zeitraum von zwei Jahrzehnten den Stellenwert der Strahlentherapie mit dem der Operation, dann ist festzustellen, daß bei den Frühstadien (Stadium II eingeschlossen) dieser Uteruskarzinome wesentlich häufiger als früher die Operation erfolgt. Dies liegt nicht nur an den Verbesserungen der Anaesthesie und Intensivpflege, sondern auch am Trend der Gynäkologen – auch an kleineren Krankenhäusern –, die Tumorausdehnung mit der Operationshistologie zu erfassen [13,17,28,37,40,43] und erst danach die weitere Therapie festzulegen. Häufig unterbleibt dadurch eine notwendige Strahlentherapie der Vagina oder der Lymphabflußwege. Mit den neuen FIGO -Richtlinien zur Stadieneinteilung des Endometriumkarzinoms [1,9,27] sind jedoch die heutigen Behandlungsresultate mit früher veröffentlichten Ergebnissen nicht mehr zu vergleichen. Gleichzeitig ergibt sich daraus, daß Primäroperationen häufiger als bisher an kleineren und mittelgroßen Frauenkliniken erfolgen. Dies führt immer häufiger dazu, daß unvollständig operierte Uteruskarzinom-Patientinnen in den größeren Behandlungszentren nachoperiert oder ohne Nachoperation zur Strahlentherapie gebracht werden. So verlieren Behandlungsergebnisse großer Frauenkliniken – wie sie bisher bis zum Band 20 im Annual Report veröffentlicht wurden – erheblich an Aussagekraft und Bedeutung; diese Resultate können zumindest nicht mehr wie bisher mit den früheren verglichen werden.

Ein Punkt, der bei diesem Therapiewandel: »Operation vor Strahlentherapie« zu wenig berücksichtigt wird und bereits kurz angesprochen wurde, ist das Fehlen strahlentherapeutischer Konzepte in der Diskussion um die Wertigkeit einzelner Prognosefaktoren, wie Tumorstadien, histologische Differenzierung u.ä.. So haben mehrere Autoren [1,5,6,9,27,37,43] darauf hingewiesen, daß Strahlendosen und Applikationsform der Strahlentherapie bei Vorliegen bestimmter Prognosefaktoren (z.B. beim G 3 des Endometriums oder der Zervix und bei einer pelvinen Lymphknotenbeteiligung) erhöht bzw. variiert werden sollten. Andererseits sehen manche Frauenärzte [1,28,37] auch aufgrund der Studie des Radium-Hospitals Oslo [in: 1,13,28] mit 40 Gy keine Indikation für eine perkutane Strahlentherapie des Beckens bei Low-risk-Patientinnen oder bei primär operierten High-risk-

Patientinnen ohne Karzinome außerhalb des Uterus, obwohl heute Strahlendosen von mindestens 46 Gy als effektiv bei positiver Lymphknotenbeteiligung anzusehen sind. Auch die Höhe der Strahlendosen bei der vaginalen Afterloading-Therapie sollte unter dem Aspekt neuer Erkenntnisse bei den - vorwiegend histologisch - ungünstigen Prognosefaktoren überdacht werden. Hierbei sind allerdings die Bestrahlungsbedingungen nach Afterloading-Methoden von Strahlenklinik zu Strahlenklinik so unterschiedlich, und die Furcht vor schweren Komplikationen nach Strahlentherapie [7,18,28] beim Gynäkologen ist übertrieben. Auf diese Probleme gehe ich im Abschlußkapitel dieses Bandes noch ausführlicher ein.

Auch die Diskussion um die Einbeziehung paraaortaler Lymphknoten in das Bestrahlungsvolumen [1,4,11,30,31] ist beim Zervix- und Endometriumkarzinom noch nicht definitiv entschieden, zumal die Gynäkologen aus Furcht vor zu hohen Strahlendosen (über 55 Gy) - wie sie früher vorübergehend eingesetzt wurden - über diese Fragen zu wenig und selten mit den gynäkologischen Strahlentherapeuten diskutieren. Paraaortal sollten Strahlendosen zwischen 42-48 Gy eingesetzt werden, um Komplikationen zu vermeiden. Auch fehlt es an der Bereitschaft größerer Frauenkliniken, sich über Fragen der Höhe der Strahlendosen oder der paraaortalen Hochvoltbestrahlung an vergleichenden Untersuchungen mehrerer Großkliniken über einen Zeitraum von mehreren Jahren zu beteiligen.

Schließlich möchte ich in dieser Einführung an die unbestrittene und durch viele Veröffentlichungen bewiesene Tatsache erinnern, daß bei den Stadien I und II des Endometrium- und Zervixkarzinoms ausgezeichnete Resultate bezüglich der 5-Jahres-Überlebensrate sowie geringer Rezidiv- und Komplikationsraten vorliegen [2,20,21,27,41,42], die schon vor 2-3 Jahrzehnten mit denen der Operation konkurrieren konnten. Auch heute gibt es noch Frauenkliniken, die derartig gute Resultate erzielen können. Allerdings scheint es fraglich, ob die allgemeinen Strahlenkliniken in 10 Jahren noch über die Erfahrungen in der gynäkologischen Strahlentherapie verfügen, um allen Spezialsituationen bei gynäkologischen Karzinompatientinnen gerecht werden zu können. Dies betrifft u.a. auch die Höhe der Strahlendosen und die Kombination intrakavitärer und externer Strahlenanwendungen beim fortgeschrittenen Endometrium- und Zervixkarzinom, vor allem im Tumorstadium III. Nach Absprache mit den Gynäkologen setzten wir pelvin bis 1980 in Freiburg relativ niedrige Strahlendosen (bis 45 Gy) und keine Paraaortalfelder beim Stadium III Zervixkarzinom ein [39. S.250]; damit hatte ich in Freiburg nicht die Möglichkeit, alle Möglichkeiten der Strahlentherapie auszuschöpfen. Daraus resultierte allerdings eine relativ niedrige Komplikationsrate im Vergleich mit anderen Frauenkliniken.

Trotzdem wird neuerdings an vielen Kliniken - auch an der Freiburger Frauenklinik - eine Kombination von Chemo- und Strahlentherapie bei den Stadien III des Uteruskarzinoms eingesetzt, von der bisher keine eindeutige Optimierung der Behandlungsresultate ohne schwere Komplikationen zu erwarten ist.

Dem Therapiewandel von der Mastektomie zu brusterhaltenden Operationen beim *Mammakarzinom* haben gynäkologische Radiologen unter den Aspekten der Diagnostik mit bildgebenden Systemen oder auch der Strahlentherapie besondere Aufmerksamkeit gewidmet [8,16,36,41]. Daher werden spezielle Fragestellungen (z.B. Wachstumsgeschwindigkeit, Rolle der Mammographie in der Früherkennung, Stand der Strahlentherapie nach brusterhaltenden Operationen) unter Berücksichtigung von Literaturmitteilungen vergangener Jahre [8,12,34,35,36,38,45] in diesem Band diskutiert. Zusammen mit der Hormon- und Chemotherapie zeichnen sich beim Mammakarzinom interessante therapeutische Entwicklungen ab, die Radiologen und Frauenärzte zusammen mit diagnostischen Fortschritten auch in Zukunft besonders intensiv beschäftigen werden (siehe Beitrag Jonat in diesem Band).

Trotz umfangreicher Literatur, insbesondere beim Endometrium- und Zervixkarzinom [3,13,23,27,28,39,41,42,45], ist heute festzustellen [28], daß das Problem der Therapie weit davon entfernt ist, gelöst zu sein. Die Gründe hierfür wurden häufig dargestellt und erörtert [13,15,19,23,24,28,32,45]: sie sind beim Vaginal- und Vulvakarzinom oder beim Uterus- und Mammakarzinom unterschiedlich gewichtet. Daher erscheint mir die Darstellung einiger strahlentherapeutischer Probleme besonders dringend: die Kooperation zwischen Gynäkologen und Radiologen wird stärker als bisher zu exakteren Analysen der einzelnen Therapieschritte führen müssen. In diesem Band legen Frauenärzte und Radiologen ihre Ansichten und Meinungen vor, um daraus Konzepte für eine optimale Therapie zu entwickeln. Das Spezialgebiet »Gynäkologische Radiologie« hat hierzu in den vergangenen Jahrzehnten interessante Beiträge [3,4,8,14,16,17,32,33,36,41,42,45] zur gynäkologischen Onkologie geliefert; in diesem Sinne werden die aktuellen Fragen in diesem Band konkret angesprochen und diskutiert.

Literatur:

1. Aalders J.: Treatment of clinical early endometrial carcinoma; indications for Lymphonodectomy. In: 13, 91-99, 1990
2. Arai T., Nakano T., Morita S., Sakashita K., Nakamura Y.K., Fukuhisa: High-dose-rate remote afterloading intracavitary radiation therapy for cancer of the uterine cervix. A 20-year experience. Cancer 69, 173-190, 1992
3. Baier K., Herbolsheimer M., Sauer O. (Hrsg.): Interdisziplinäre Behandlungsformen beim Mammakarzinom und bei gynäkologischen Malignomen. Wachholz, Nürnberg 1990
4. Bauer M., Schulz-Wendtland R., Ladner H.-A.: Gibt es Indikationen für die paraaortale Strahlentherapie? In: 39, 256-265, 1990
5. Bedvinek J., Galakatos A., Camel M., Kao M., Stokes S., Perez C.: Stage I, grade III adenocarcinoma of the endometrium treated with surgery and irradiation. Cancer 54, 40-47, 1987
6. Chambers S.K., Kapp D.S., Peschel R.E., Lawrence R., Merino M., Kohorn E.I., Schwartz P.E.: Prognostic factors and sites of failure in FIGO stage I, grade 3, endometrial carcinoma. Gynecol.Oncol. 27, 180-188, 1987
7. Choi K., Aziz H., Rotman M.: Complications in the radiotherapeutic management of gynecological cancers. In: 24, 239-249, 1987
8. Frischbier H.J. (Hrsg.): Die Erkrankungen der weiblichen Brustdrüse. Thieme, Stuttgart, New York 1982
9. Gal D., Recio F.O., Zamurovic D.: The new international federation of gynecology and obstetrics surgical staging and survival rates in early endometrial carcinoma. Cancer 69, 200-202, 1992
10. Greven K.M., Randall M, Fanning J., Bahktar M., Duray P., Peters A., Curran jr. W.J.: Patterns of failure in patients with stage I, grade 3 carcinoma of the endometrium. Int. J. Radiat. Oncol. Biol. Phys. 19, 529-534, 1990
11. Haier C., Pejovic H., Gerbaulet A., Horiot J.C., Pourquier H., Delouche J., Heinz J.F., Brune D., Fenton J., Pizzi G., Bey P., Brossel R., Pillement P., Volterrani F., Chassagne D.: Is prophylactic para-aortic irradiation worthwile in the treatment of advanced cervical carcinoma? Results of a controlled clinical trial of the EORTC radiotherapy group. Radiother.Oncol. 11, 102-112, 1988
12. Harris J.R., Hellman S., Henderson I.C., Kinne (eds.): Breast diseases. Philadelphia, Lippincot, J.B. 1987
13. Kleine W., Meerpohl H.-G., Pfleiderer A., Profous Chr.Z. (Hrsg.): Therapie des Endometriumkarzinoms. AGO-Reihe, Springer 1991
14. Ladner H.-A.: Strahlentherapie bei Rezidiven des Endometriumkarzinoms. In: 13, 198-207, 1990

15. Ladner H.-A.: Comparison of the results of primary radiotherapy and radical surgery in cervical carcinoma. In: 32, 99-107, 1989
16. Ladner H.-A.: Prognosefaktoren beim Mammakarzinom. Folgerungen für die Strahlentherapie. Radiologe 28, 103-108, 1988
17. Ladner H.-A.: Zur Prognose und Strahlentherapie des Korpuskarzinoms. Radiologe 23, 12-19, 1983
18. Ladner H.-A.: Spätfolgen nach radiologischer Therapie gynäkologischer Malignome. In: Pfleiderer, A., Eissenhauser, W. (Hrsg.): Probleme der Krebsnachsorge. Beiträge zur Onkologie, Bd.4. S.Karger, Basel, München, New York, 47-62, 1980
19. Ladner H.-A.: Alte und neue Aspekte zur kombinierten Therapie bei gynäkologischen Tumoren. In: Wannenmacher M., Schreiber H.W., Gauwerky F., Ladner H.-A., Knüfermann H., Slanina J. (Hrsg.): Kombinierte chirurgische und radiologische Therapie maligner Tumoren. Urban u. Schwarzenberg, München - Baltimore, 217-232, 1981
20. Lehoczky O., Bosze P., Ungar L., Töttössy B.: Stage I endometrial carcinoma: treatment of nonoperable patients with intracavitary radiation therapy alone. Gynecol.Oncol. 43, 211-216, 1991
21. Lewandowski G., Torrisi J., Potkul R.K., Holloway R.W., Popescu G., Whitfield G., Delgado G.: Hysterectomy with extended surgical staging and radiotherapy versus hysterectomy alone and radiotherapy in stage I endometrial cancer: a comparison of complication rates. Gynecol.Oncol. 36, 401-404, 1990
22. Marchese M., Nori D.: Role of radiation in the management of uterine sarcoma. In: 25, 223-231, 1987
23. Meerpohl H.-G., Pfleiderer A., Profous Chr.Z. (Hrsg.): Das Rezidiv in der gynäkologischen Onkologie. AGO-Reihe, Springer 1990
24. Nori D., Hilaris B.S. (Hrsg.): Radiation therapy of gynecological cancer. Liss, A.R., New York 1987
25. Nori D.: Principles of radiation therapy in the management of carcinoma of the endometrium. In: 24, 115-146, 1987
26. Nori D.: Techniques and usefulness of para-aortic nodal irradiation in carcinoma of the cervix. In: 24, 233-238, 1987
27. Petterson F. (ed.): Annual report on the results of the treatment in gynecological cancer. Vol. 21, statements of results obtained in patients 1982-1986. Elsevier 1991
28. Pfleiderer A.: Möglichkeiten und Probleme der Diagnostik und Therapie des Endometriumskarzinoms. In: 13, 3-21, 1991
29. Pfleiderer A. (Hrsg.): Maligne Tumoren der Ovarien. Band 23, Bücherei des Frauenarztes. Enke, Stuttgart 1986
30. Potish R.A., Twiggs L.B., Adcock L.L. et al.: Periaortic lymphnode radiotherapy in cancer of the uterine corpus. Obstet.Gynecol. 65, 251-256, 1985

31. Rotman M., Choi K., Guze C., Marcial V., Hornback N., John M.: Prophylactic irradiation of the para-aortic lymphnode chain in stage II b and bulky stage I b carcinoma of the cervix. Initial treatment results of RTOG 7920. Int.J.Radiat.Oncol.Biol.Phys. 19, 513-522, 1990
32. Rotte K., Kiffer J. (eds.): Changes in Brachytherapy. Wachholz, Nürnberg 1989
33. Rotte K.: Radiotherapy in the Universitäts-Frauenklinik Würzburg. In: 32, 3-7, 1989
34. Sauer R.: Die Strahlentherapie im Rahmen der brusterhaltenden Behandlung des Mammakarzinoms. In: 3, 87-100, 1990
35. Sauer R., Popp F.: Strahlentherapie des kleinen Mammakarzinoms nach brusterhaltender Operation. Chir. Praxis 42, 585-598, 1990
36. Schreer I.: Klinische, histopathologische und mammographische Voraussetzungen zur Radiotherapie bei der brusterhaltenden Behandlung des Mammakarzinoms. Gynäkologe 20, 254, 1987
37. Sorbe B.G., Smeds: Postoperative vaginal irradiation with high dose rate afterloading technique in endometrial carcinoma stage I. Int.J.Radiat.Oncol. Biol.Phys. 18, 305-314, 1990
38. Strigl R., Graeff: Komplementäre Diagnostik zur Früherkennung des Mammakarzinoms. In: 45, 388-392, 1989
39. Teufel G., Pfleiderer A., Ladner H.-A. (Hrsg.): Therapie des Zervixkarzinoms. Springer 1990
40. Tulusan A.H.: Pathomorphologie gutartiger und bösartiger Geschwülste am weiblichen Genitale und ihre Klinik. In: 45, 140-159, 1989
41. Vahrson H.: Karsten Rotte und die Entwicklung der HDR-Afterloading-Therapie. In: 3, 3-11, 1990
42. Vahrson H., Rauthe G. (eds.): High dose rate afterloading in the treatment of cancer of the uterus, breast and rectum. Urban u. Schwarzenberg, München 1988
43. Vergote I., Kjorstad K., Abeler V. , Vossli S.: Postoperative vaginal irradiation by high-dose-rate cobalt afterloading in stage I endometrial cancer: Experience from the norwegian radium hospital. In: 13, 103-107, 1991
44. Willgeroth F.: Metastasierungswege gynäkologischer Tumoren. In: 45, 159-166, 1989
45. Willgeroth F., Breit A.: Weibliches Genitale, Mamma, Geburtshilfe. Diagnostik mit bildgebenden Verfahren. Springer, Berlin, Heidelberg, New York, Tokyo 1989
46. Young R.C.: Editorial (early stage ovarian cancer-management). Gynecol. Oncol. 43, 193-194, 1991

II. Endometriumkarzinom

Die Operation beim Endometriumkarzinom

A. Pfleiderer

Nicht nur zur Therapie des Endometriumkarzinoms, sondern auch zu seiner Diagnostik nimmt heute die Operation unbestritten den ersten Platz ein. Vor 20 Jahren wurden in unserer Klinik nur 36% aller Frauen mit einem Endometriumkarzinom hysterektomiert, heute sind es 84%, obwohl die Selektion ungünstiger Fälle zugenommen hat [16,17]. Das Durchschnittsalter stieg um über 5 Jahre und der Anteil der Patientinnen mit ausgedehnteren Stadien vermehrte sich von 15% auf über 30% [17]. Während früher noch diskutiert wurde [24], ob durch eine Kontaktbestrahlung nicht ähnliche Heilungsergebnisse wie durch die Operation zu erzielen wären, überwiegt heute der Gewinn bei weitem, den die Operation bringt durch die Entfernung unerkannter extrauteriner Metastasen und durch die Verhinderung eines lokalen Rezidivs im Uterus. Unabhängig davon steht heute die Operation auch zur Diagnostik im Mittelpunkt.

A. Die Diagnostik der primären Ausbreitung und ihre Bedeutung

Bei dieser Entwicklung war die GOG-Studie Nr. 33 von ausschlaggebender Bedeutung. Ziel dieser Studie war eine genaue Ermittlung der primären Ausbreitung des Endometriumkarzinoms. Dazu wurden alle operablen Fälle im Stadium I und II hysterektomiert und gleichzeitig einer selektiven pelvinen und paraaortalen Lymphonodektomie unterzogen [9]. Standardisiert waren die Operationstechnik, die Auswertung der Operationsberichte und die sorgfältige Aufarbeitung des Operationsmaterials. Bei 932 auswertbaren Fällen der klinischen Stadien Ia, Ib und II ergab sich, daß trotz negativen Tastbefundes in 6,3% die Adnexe mitbefallen waren. In 4,6% fanden sich weitere Metastasen im Bauchraum. Die Peritonealzytologie war in 12,5% positiv. Der Befall der Zervix oder der Adnexe sowie eine positive Peritonealzytologie verschlechtern die Prognose signifikant, Rezidive sind häufiger, die Mortalität ist höher (Tabelle 1) [vgl. 16].

Tabelle 1: Endometrium-Karzinom Stad. I operiert - 222 Fälle vor 1977 - GOG-Studie 33 Thipgen u.a. April 1985

Befall von	Häufigkeit	Rezidiv	Tod
Zervix	8%	44%	-
Adnexe befallen	8%	38%	50%
nicht befallen	92%	14%	10%
Peritonealzytologie			
positiv	15%	38%	50%
negativ	85%	10%	7%

Tabelle 2: Endometrium-Karzinom Stadium I - Tumor fundusnahe - GOG-Studie 33 1985

	positive Becken-LK	paraaortale LK	Rezidiv innerhalb von 2 Jahren
G1	1,9%	0,5%	7,4%
G2	7,5%	4,8%	15,7%
G3	15,3%	12,2%	26,1%
nur Endometrium	0,0%	0,0%	6,7%
inneres Drittel	3,7%	1,0%	11,6%
mittleres Drittel	8,9%	2,3%	14,6%
äußeres Drittel	21,0%	21,4%	29,0%

Bei hochdifferenzierten oder auf das Endometrium beschränkten Karzinomen waren kaum je Lymphknotenmetastasen im Bereich des Beckens oder paraaortal nachzuweisen, die Rezidivrate lag bei 6-7%. Ganz anders bei entdifferenzierten Karzinomen oder solchen mit einer Invasion des Tumors in das äußere Drittel des Myometriums. Bei solchen Fällen fanden sich in über 20% Lymphknotenmetastasen. Dementsprechend betrug die Rezidivrate schon in den ersten 2 Jahren 26% bzw. 29% (Tabelle 2) [vgl. 16].

Auch aus unseren eigenen Untersuchungen an operierten Patientinnen mit einem Endometriumkarzinom geht hervor, daß die 5-Jahresüberlebensrate bei oberflächlicher Invasion in das Myometrium 78%, bei tiefer Invasion 53,8% beträgt. Dieser Unterschied ist allerdings viel geringer, wenn wir das postoperative Stadium I betrachten (Tabelle 3) [21].

Tabelle 3: Invasion des Myometriums und 5-Jahresüberlebensrate

Invasion		Stadium I-IV		Stadium I post operat.
	n	>5 Jahre	n	>5 Jahre
oberflächlich	171	78,1%	143	82,8%
		<0.0000		<0.009
Mitte	73	67,2%	53	65,1%
		<0.05		
tief	104	53,8%	45	74,6%

Tabelle 4: Endometrium-Karzinom Stad. I u. II operiert - GOG-Studie 33 1985

Becken-Lymphknoten	paraaortale LK positv		negativ
positiv	30	(37,0%)	51
negativ	19	(3,2%)	571

Wie sich bei der GOG-Studie 33 ergab, besteht eine direkte Beziehung zwischen dem Befall der Becken- und dem der paraaortalen Lymphknoten dergestalt, daß bei positiven Beckenlymphknoten in 37% die paraaortalen positiv waren, während bei negativen Lymphknoten im kleinen Becken nur in 3% paraaortale Lymphknotenmetastasen gefunden wurden (Tabelle 4) [vgl. 16]. Dabei ist zu berücksichtigen, daß bei dieser Studie nur eine »selektive« pelvine und paraaortale Lymphonodektomie erfolgte. Man kann deshalb vermuten, daß bei einer vollständigen pelvinen Lymphonodektomie mit entsprechender Aufarbeitung das Ergebnis noch mehr dahingehend verschoben wäre, daß paraaortale Lymphknotenmetastasen fast nur dann vorkommen, wenn die pelvinen Lymphknoten befallen sind. Damit wird aber die pelvine Lymphonodektomie zu einer Art Schlüssel für die Prognose.

B. Die Operationstechnik und die neue Stadieneinteilung

Diese Erkenntnisse haben dazu geführt, daß insbesondere auf Betreiben von Creasman die FIGO 1988 ihre Stadieneinteilung für das Endometriumkarzinom grundlegend geändert hat. Während bisher nur eine klinische, präoperative Einteilung galt (formuliert 1970, Annual Report No. 15, 1970), sollen seit 1989 die Endometriumkarzinome pathologisch-anatomisch, d.h. postoperativ, eingeteilt werden. Die Stadieneinteilung sieht vor, daß als Stadium Ia Karzinome angesehen werden, die auf das Endometrium begrenzt sind. Als Stadium Ib gelten Karzinome mit einer Invasion der inneren Hälfte und als Ic Karzinome mit einer Invasion der äußeren Hälfte des Myometriums. Beim Stadium II wird eine Drüsenbeteiligung von einer Stromainvasion unterschieden, was dies auch immer sein mag. Als Stadium IIIa gelten Metastasen im kleinen Becken außerhalb des Uterus, einschließlich einer positiven Peritonealzytologie, als Stadium IIIb Vaginalmetastasen und als Stadium IIIc Lymphknotenmetastasen (Tabelle 5).

Um eine optimale Stadieneinteilung zu ermöglichen, ist deshalb ein systematisches Vorgehen bei der Operation unerläßlich: Zunächst muß der zervikale Befall durch fraktionierte Abrasio (besser vaginale Sonographie oder NMR) ausgeschlossen sein. Das Abdomen wird durch medianen Unterbauchlängsschnitt eröffnet, eine Abdominalzytologie durchgeführt und dann das Abdomen sorgfältig wie bei einem Ovarialkarzinom Schritt für Schritt revidiert. Man sollte den Uterus an den Kanten mit Klemmen fassen und die extrafasciale Hysterektomie unter Mitnahme beider Adnexe vornehmen. Wir fassen die Zervix mit einer Rossetklemme. Am Hysterektomiepräparat wird die Invasionstiefe durch Einschneiden des Uterus untersucht, Gewebe für Rezeptoren entnommen und eine pelvine Lymphonodektomie angeschlossen. Die pelvine Lymphonodektomie kann nur dann als einigermaßen ausreichend bezeichnet werden, wenn mindestens 15 bis 20 Lymphknoten zur histologischen Untersuchung vorliegen.

Ohne daß die Operation in dieser optimalen Vollständigkeit bei allen Patientinnen durchgeführt worden wäre, haben wir im Beobachtungsgut unserer Klinik die klinische und die postoperative Stadieneinteilung miteinander verglichen [21]. Bei 459 Fällen eines Endometriumkarzinoms, von denen 386 bei uns operiert worden sind, ergibt sich, daß sich die beiden Stadieneinteilungen in erheblichem Maße unterscheiden. So erwies sich die präoperative Diagnose Stadium I in 89%, die Diagnose Stadium II nur in 52% postoperativ als richtig. In 4% fanden wir bei angenommenem Stadium I eine Adnexbeteiligung [17]. Unter Berücksichtigung der neuen Stadieneinteilung bei den 1979 bis 1988 operierten Fällen zeigt sich, daß die 5-Jahres-Überle-

Tabelle 5: Endometriumkarzinom - Stadieneinteilung FIGO Oktober 1988

Stadium		Differen-zierung	
I	A	1/2/3	Tumor auf das Endometrium beschränkt
	B	1/2/3	Invasion bis 50% der Myometriumdicke
	C	1/2/3	Invasion über 50%
II	A	1/2/3	Tumor auf endozervikale Drüsen beschränkt
	B	1/2/3	Invasion des Stroma der Zervix
III	A	1/2/3	Befall der Uterus-Serosa und/oder Befall der Adnexe und/oder positive Peritonealzytologie
	B	1/2/3	Befall der Vagina
	C	1/2/3	Befall der pelvinen/paraaortalen Lymphknoten
IV	A	1/2/3	Invasion in die Blase und/oder Darmmukosa
	B	1/2/3	Fernmetastasen einschließlich intraabdominaler Metastasen und/oder Leistenlymphknoten

Beachte: Die Stadieneinteilung erfolgt ab jetzt postoperativ unter Berücksichtigung der Histologie und Zytologie. Primär bestrahlte Fälle werden klinisch eingestuft.

bensrate nach der neuen Stadieneinteilung in den Stadien I, III und IV besser, im Stadium II schlechter wird. Während bei der alten Stadieneinteilung zwischen dem Stadium I und II kein signifikanter Unterschied besteht, ist dieser sehr wohl nach der neuen Stadieneinteilung gegeben. Die besseren Resultate im Stadium III und IV könnten darauf hinweisen, daß die operative Behandlung einschließlich der ab Stadium II postoperativ grundsätzlich angeschlossenen Strahlentherapie sowie einer gelegentlichen Chemo- oder Hormontherapie das Ergebnis verbessern können [17]. Um exakte Daten zu erhalten und um günstige und ungünstige Fälle besser unterscheiden zu können, ist diese neue Form des »Staging« unseres Erachtens unverzichtbar.

Die neue Stadieneinteilung stieß jedoch besonders in den USA auf ganz erhebliche Gegenreaktionen. Die wichtigsten Probleme der neuen Stadieneinteilung sind, daß erstens dadurch ein Vergleich mit früheren Untersuchungen nicht mehr möglich ist. Zweitens, daß inoperable Fälle nicht adäquat eingeteilt werden können und drittens, daß eine präoperative

Strahlentherapie dadurch zum Problem werden könnte, daß vorbestrahlte Patientinnen nicht mehr verglichen werden können. Besonders bedeutsam ist aber, daß zu einem korrekten Staging zumindest eine pelvine Lymphonodektomie notwendig ist. Diese gefährdet aber erfahrungsgemäß die oft sehr alten und adipösen Patientinnen und schränkt so indirekt die Operabilität wieder ein. Dabei ist aber das Risiko von Lymphknotenmetastasen in vielen Fällen und gerade bei den adipösen Patientinnen erfahrungsgemäß sehr niedrig.

C. Die zwei Typen des Endometriumkarzinoms

Seit einigen Jahren ergibt sich mehr und mehr, daß man pathogenetisch zwei Typen des Endometriumkarzinoms unterscheiden kann [5,18,20]. Die eine Form, die ich als Typ A bezeichnen möchte, ist dadurch gekennzeichnet, daß sie mit den typischen Risikofaktoren des Endometriumkarzinoms wie Adipositas, Östrogenanamnese, Infertilität, später Menopause und einer vorausgehenden adenomatösen Hyperplasie verbunden ist. Dieser Typ ist selten tief invasiv gewachsen und meist im Stadium I. Dem steht ein anderer Typ ohne vorausgehende Hyperplasie, ohne Östrogenanamnese und ohne die typischen Risikofaktoren gegenüber. Während der Typ A durch einen hohen Progesteronrezeptor-Status gekennzeichnet ist, ist der Typ B rezeptorarm oder -negativ [18]. Weiterhin ist bekannt, daß Endometriumkarzinome, die bei perimenopausal Östrogen-einnehmenden Patientinnen aufgetreten sind, nur sehr selten zum Tode führten, während andere Endometriumkarzinome oft unerwartet einen deletären Verlauf nehmen können. Damit erhebt sich die Frage, ob sich prognostisch günstige Karzinome soweit von ungünstigen unterscheiden, daß bei ihnen die Radikalität des Eingriffs reduziert werden kann.

D. Die Bestimmung der Prognosefaktoren

Eine sorgfältige präoperative Analyse der Prognosefaktoren erlaubt es heute, im Einzelfall zu entscheiden, ob eine pelvine oder gar eine paraaortale Lymphonodektomie indiziert ist oder nicht. So erscheint es unseres Erachtens nur dann sinnvoll, diesen Eingriff durchzuführen, wenn die Wahrscheinlichkeit eines Lymphknotenbefalls 5-10% überschreitet. Dies scheint bei tiefer Invasion des Karzinoms in das Myometrium der Fall.

Tabelle 6: Die Erkennung des High-Risk-Falles [10]

Klinisch FIGO I ->	n	
Hysterektomie	216	
Schnellschnitt am Uterus	204	
High risk: G III, > 50% Invasion, Zervix-, Adnexbeteiligung	65	(32%)
-> paraaortale Lymphadenektomie		
-> Lymphknotenmetastasen	16/65	(25%)

Tabelle 7: Die präoperative Messung der Invasionstiefe mit NMR und das histologische Resultat [4]

Histo-logisch	NMR - Messung				
	M0	M1	M2	M3	Alle
M0	6	-	-	-	6
M1	-	5	3	-	8
M2	-	-	8	1	9
M3	1	-	2	4	7
Alle	7	5	13	5	30

1. Invasionstiefe im Myometrium

Die makroskopische Betrachtung der Uteruswand allein führt erfahrungsgemäß zu enttäuschenden Resultaten [11]. Die Arbeitsgruppe Piver [10] hat deshalb mehrere Jahre *Schnellschnittuntersuchungen* am exstirpierten Uterus vorgenommen und dabei in 32% high-risk-Fälle im wesentlichen auf Grund der Invasionstiefe und des Differenzierungsgrades selektioniert. Bei solchen (65) high-risk-Patientinnen wurde eine paraaortale Lymphonodektomie durchgeführt. Dabei fanden sich in 25% Lymphknotenmetastasen (Tabelle 6). Mit der *Kernspintomographie* (NMR) läßt sich heute, wie aus einer ganz neuen Analyse von Belloni u.a. [4] hervorgeht, die Invasionstiefe schon präoperativ in 77% richtig vorhersagen. Sie wurde in 3 Fällen unter- und in 4 Fällen überschätzt (Tabelle 7). Einfacher und insbesondere weniger kostenaufwendig ist aber zweifelsohne die Sonographie. Die Beurteilung der Invasionstiefe gelingt heute nach Cacciatore u.a. [7] mit der *vaginalen Sonographie* mit hoher Sicherheit. Die Ergebnisse an diesen wenigen Fällen sind noch besser als mit dem NMR (Tabelle 8). Ob sich diese Sicherheit bei größeren Untersuchungsreihen bestätigen läßt, muß allerdings abgewartet werden.

Tabelle 8: Beurteilung der Invasionstiefe des Endometrium-Karzinom durch präoperative vaginale oder abdominale Sonographie [7]

vaginale Sonographie		
23 Fälle	20 x	richtig (87%)
	2 x	unterschätzt
	1 x	überschätzt

abdominale Sonographie		
23 Fälle	18 x	richtig (78%)

2. Histologischer Subtyp

Ein weiterer, besonders wichtiger Faktor ist der histologische Subtyp. Wie seit etlichen Jahren bekannt ist, unterscheidet man beim Endometriumkarzinom den sehr häufigen sogenannten endometrioiden Typ, der plattenepitheliale Anteile aufweisen kann und dann als Adenoakanthom bezeichnet wird, von Subtypen mit ungünstiger Prognose. Dazu gehören das adenosquamöse Karzinom mit karzinomatöser plattenepithelialer Komponente, der seröse, der hellzellige und der undifferenzierte Typ [8,16]. Wie sich aus einer neueren Untersuchung aus der Mayo-Klinik [23] ergibt, ist die Prognose bei den ungünstigen Typen mit einer 5-Jahre-Überlebensrate von 33% ungleich schlechter als beim endometrioiden Typ mit 92%. Während die Östrogenanamnese beim endometrioiden Karzinom häufiger ist, weisen die ungünstigen Subtypen ausgedehnte Stadien, entdifferenzierte Formen und eine tiefe Uterusinvasion signifikant häufiger auf (Tabelle 9).

3. Progesteron-Rezeptor

Einer der wichtigsten Prognosefaktoren ist der Progesteron-Rezeptor [12,13]. Geht man von einem Progesteron-Rezeptor von mehr als 50 fmol aus, so hat dieser eine höhere Signifikanz im multivariaten Vergleich als histologisches Grading, Östrogenrezeptor und Alter. Karzinome mit hohem Progesteronrezeptorgehalt sind in allen Stadien zum Teil hochsignifikant prognostisch günstiger als solche mit niedrigem oder fehlendem Progesteronrezeptor (Tabelle 10) [21].

Tabelle 9: Endometriumkarzinom - Bedeutung ungünstiger Subtypen [23]

Häufigkeit		adenosquamös	5%
		serös-papillär	4%
endometrioider Typ	86%	hellzellig	3%
		undifferenziertes Ca	2%
Östrogenanamnese	29%		17%
FIGO 88 III u. IV#	7%		62%
Broders G III u. IV	11%		73%
tiefe Uterusinvasion	3%		44%
überlebend > 5 Jahre	92%		33%

Tabelle 10: Progesteronrezeptor (> 50 fmol) und 5-Jahresüberlebensrate (ÜLR)

Stadium	n	PR positiv > 5 J. ÜLR	n	PR negativ > 5 J. ÜLR	
I-IV	166	63,0%	53	34,8%	p < 0.0001
I	102	76,2%	25	42,6%	p < 0.0007
II	29	64,4%	9	61,9%	
		median		median	
III	14	48,7 mo	11	10,7 mo	p < 0.004
IV	21	10,9 mo	8	10,8 mo	

4. Ploidie

Dem Grading des Endometriumskarzinoms kommt zweifelsohne für die Beurteilung der Prognose große Bedeutung zu. Das rein architektonische Grading nach drüsig, drüsig-solid und solid erlaubt eine höhere Reproduzierbarkeit als bei anderen Tumoren [3]. Die Unterschiede, insbesondere zwischen mittel- und hochdifferenzierten und mittel- und entdifferenzierten Karzinomen sind jedoch fließend. Außerdem werden die prognostisch ungünstigen Typen nicht entsprechend eingeteilt. Wesentlich besser meß- und vergleichbar ist die Ploidie. Wie aus einer neuen Untersuchung von Lindahl u.a. [15] hervorgeht, haben diploide Karzinome eine Rezidivrate von 6%, aneuploide, wenn sie Östrogenrezeptorpositiv und wenig invasiv sind, von 18%, und wenn sie tief invasiv und rezeptorschwach oder negativ sind, von 44% (Tabelle 11).

Tabelle 11: Endometriumkarzinom - Prognostische Bedeutung der Ploidie [15]

	Rezidivrate
diploide Karzinome	6%
aneuploide Karzinome ER ++, Invasion < inneres Drittel	18%
aneuploide Karzinome ER 0/(+), tiefe Invasion	44%

Tabelle 12: Endometrium-Karzinom Stadium I - Prognostische Bedeutung der Ploidie [6]

	Häufigkeit	Rezidivrate	> 5 Jahre überlebend
diploide Karzinome	84%	6%	92%
tetraploide Karzinome	3%	31%	63%
aneuploide Karzinome	12%	–	–

Zu ähnlichen Ergebnissen kommen Britton u.a. [6] aus der Mayo-Klinik. Diploide Karzinome waren beim Endometriumkarzinom mit 84% sehr häufig, ja üblich. Aneuploide und Tetraploide beobachteten diese Autoren nur in 15%. Die Rezidivrate bei den Diploiden liegt in dieser Studie bei 6%, bei den Nichtdiploiden bei 31%. Von den Patientinnen mit diploiden Karzinom überlebten 92% 5 Jahre, von solchen mit nicht-diploiden nur 63% (Tabelle 12). Kombiniert man Ploidie und ungünstigen Subtyp, wie dies Rosenberg u.a. [22] getan haben, so zeigt sich, daß bei endometrioiden Karzinomen ein eindeutiger Unterschied zwischen diploiden und nicht-diploiden Karzinomen besteht. Wesentlich schlechter aber sind die Subtypen. Dabei ist bemerkenswert, daß die serös-papillären Karzinome in 85% aneuploid sind. Wie sich aus der gleichen Studie ergibt, erlaubt die Mitberücksichtigung der S-Phasendauer eine noch bessere Prognosestellung.

Faßt man zusammen, so resultiert daraus, daß prognostisch ungünstige Karzinome durch verschiedene Methoden erkannt werden können. Sie sind gekennzeichnet durch die Ausbreitung über den Uterus hinaus, die tiefe Invasion im Myometrium durch den ungünstigen Subtyp, durch das Fehlen des Progesteronrezeptors, durch den Nachweis einer Tetra- oder Aneuploidie und durch den hohen S-Phase-Anteil [22]. Die letzteren Untersuchungen sind relativ leicht am Abrasionsmaterial durchführbar. Ihr Ergebnis könnte damit vor der Operation in der Mehrzahl aller Fälle vorliegen. Damit müßte es möglich sein, schon präoperativ high-risk-Fälle von low-risk-Fällen zu unterscheiden.

E. Das operative Vorgehen in Abhängigkeit von den Prognosefaktoren

Etwa zwei Drittel aller Endometriumkarzinome entfallen auf die *low-risk-Gruppe*. Sie ist gekennzeichnet durch den endometrioiden Typ, durch den hohen Differenzierungsgrad, durch diploide Karzinome, seltene S-Phase und hohen Progesteronrezeptorgehalt. In diesen Fällen halten wir eine einfache Hysterektomie mit beiden Adnexen und sorgfältiger Revision des Abdomens für ausreichend [19]. Eine pelvine oder gar paraaortale Lymphonodektomie ist bei diesen Fällen unseres Erachtens eine Übertherapie. Ob diese Fälle von einer postoperativen Vaginalbestrahlung profitieren, muß überprüft werden [17]. Eine perkutane Bestrahlung halten wir in keinem Fall für indiziert.

Haben wir es dagegen mit einem *high-risk-Tumor* zu tun, so muß unseres Erachtens eine sorgfältige pelvine Lymphonodektomie vorgenommen werden. Ist dieser Eingriff durchgeführt und haben sich keine Lymphknotenmetastasen gefunden, so sind wir der Überzeugung, daß bei diesen Fällen der Gewinn, den hier vielleicht eine perkutane postoperative Bestrahlung bringt, durch die höhere Gefährdung der ausgedehnter operierten Patientinnen aufgewogen wird [1,14]. Eine Voraussetzung zu dieser Entscheidung ist, daß eine genügende Zahl von Lymphknoten entfernt und entsprechend sorgfältig untersucht ist.

Die eigentlichen Problemfälle sind aber die, bei denen wir *Tumor außerhalb des Uterus* finden, also die Fälle, die nach neuer Definition als Stadium IIIa, besonders aber als IIIc, oder IV bezeichnet werden müssen. Zweifelsohne ist auch hier wichtig, daß der Tumor vollständig entfernt ist. Ob und welche adjuvante Therapie Erfolg verspricht und deshalb indiziert ist, muß die Zukunft ergeben.

Literatur

1. Aalders J., Abeler V., Kolstad P., Onsrud U.: Postoperative external irradiation and prognostic parameters in stage I endometrial carcinoma. Obstet. Gynecol. 56, 419-427, 1980
2. Annual Report on the results of treatment in carcinoma of the uterus, vagina and ovary, Vol. XV. H.L. Kottmeier ed., Stockholm, 1970
3. Annual Report on the results of treatment in gynecological cancer Vol. XX, F. Pettersson, ed. Stockholm 1988
4. Belloni C., Vigano R., del Maschio A., Sironi S., Taccagni Gl, Vignali M.: Magnetic resonance imaging in endometrial carcionoma staging. Gynecol. Oncol. 37: 172-7, 1990
5. Bokhman J.V.: Two pathogenetic types of endometrial carcinoma. Gyn. Oncol. 15, 10-17, 1983
6. Britton L.C., Wilson T.O., Gaffey T.A., Lieber M.M., Wieand H.S., Podratz K.C.: Flow cytometric DNA analysis of stage I endometrial carcinoma. Gynecol. Oncol., 34: 317-22, 1989
7. Cacciatore B., Lehtovirta P., Wahlstrom T., Ylanen K., Ylostalo P.: Contribution of vaginal scanning to sonographic evaluation of endometrial cancer invasion. Acta Oncol. 28: 585-8, 1989
8. Christopherson W.: Prognostic factors in carcinoma of the endometrium 18th Annual Meeting. Soc. Gynecol. Oncol. Marcos Island, Fla Jan. 19th 1982
9. Creasman, W.T., Morrow C.P., Bundy B.N., Homesley H.D., Graham J.E., Heller P.B.: Surgical pathological spread patterns of endometrial cancer Cancer 60: 2035-41, 1987
10. Fanning J., Tsukada Y., Piver M.S.: Intraoperative frozen section diagnosis of depth of myometrial invasion in endometrial adenocarcinoma. Gynecol. Oncol. 37: 47-50, 1990
11. Goff B.A. Rice L.W.: Assessment of depth of myometrial invasion in endometrial adenocarcinoma. Gynecol. Oncol. 38: 46-48, 1990
12. Kleine W., Fuchs A., de Gregorio G., Geyer H.: Östrogen- und Progesteronrezeptoren beim Korpuskarzinom und ihre klinische Bedeutung. Geburtsh. u. Frauenheilk. 42: 884-7, 1982
13. Kleine W., Maier T., Geyer H. Pfleiderer A.: Estrogen and Progesterone receptors in endometrial cancer and their prognostic relevance. Gynecol. Oncol. 38: 59-65, 1990
14. Lewandowski G., Delgado G.: Hysterectomy with extended surgical staging and radiotherapy versus hysterectomy alone and radiotherapy in stage I endometrial cancer: A comparison of complication rates. Gynecol. Oncol., 36: 401-4, 1990

15. Lindahl B., Alm P., Ferno M. Killander D., Langstrom E:, Norgren A., Trope C.: Prognostic value of steroid receptor concentration and flow cytometrical DNA measurements in stage I-II endometrial carcinoma. Acta Oncol. 28: 595-9, 1989
16. Pfleiderer A.: Der heutige Stand der Therapie des Korpuskarzinoms, pp 117-136 in: W. Künzel u. H. Gips, Gießener gynäkologische Fortbildung 1987. Springer Verlag Berlin, Heidelberg 1987
17. Pfleiderer A.: Möglichkeiten und Probleme der Diagnostik und Therapie des Endometriumkarzinoms in: W. Kleine et al (eds.) Die Therapie des Endometriumskarzinoms Springer, Heidelberg 1991
18. Pfleiderer A., Kleine W.: Risk factors of endometrial carcinoma pp 12-21. in: M. Bolla et al (eds.) Endometrial cancers. Karger, Basel 1985
19. Pfleiderer A., Kleine W.: Surgical methods and significance of different prognostic criteria. pp 119-128 in: K.D. Schulz et al (eds.) Endometrial cancer W. Zuckschwerdt München 1986
20. Pfleiderer A., Kleine W., König P., Geyer H.: Hormonal receptors in endometrial cancer. Analysis of clinical prognosis and risk factors, pp 35-46 in: J.P. Wolff, I.S. Scott (eds.): Hormones and sexual factors in human cancer aetiology. Elsevier Science Publishers B.V. 1984
21. Pfleiderer A., Kleine W., Maier T., Schwörer D., Geyer H., Kaufmehl K.: Prognostic factors and endometrial carcinoma. Europ. J. Gynaecol.Oncol., 10, 186-191, 1989
22. Rosenberg P., Wingren S., Simonsen E., Stal O., Risberg B., Nordenskjold B.: Flow cytometric measurements of DNA index and S-Phase on paraffin-embedded early stage endometrial cancer: An important prognostic indicator. Gynecol. Oncol. 35, 50-4, 1989
23. Wilson T.O., Podratz K.C., Gaffey T.A., Malkasian G.D. Jr., O'Brien P.C., Naessens J.M.: Evaluation of unfavorable histologic subtypes in endometrial adenocarcinoma. Am. J. Obstet. Gynecol. 162, 418-23, discussion 423-6, 1990
24. Wimhöfer H., Zeitz H., Runge H.: Bericht über 403 Korpuskarzinome (1935-49: Ein Beitrag zur Frage der Stadieneinteilung und Therapie) Geburtsh. u. Frauenheilk. 15, 209-224, 1955

Ergebnisse und Nebenwirkungen der postoperativen Strahlentherapie beim Korpuskarzinom

H. Kucera

Es besteht kein Zweifel darüber, daß beim Endometriumkarzinom unter allen Umständen die möglichst radikale operative Entfernung des inneren Genitales angestrebt werden muß. Die postoperative Bestrahlung hat eine adjuvante Bedeutung. Das lateinische Wort »adjuvare« wird im Deutschen mit »unterstützen, fördern« und »helfen« übersetzt. Obwohl in den letzten Jahrzehnten zehntausende operierte Patientinnen mit Endometriumkarzinom einer solchen Strahlenbehandlung unterzogen wurden, ist die wesentliche Frage, ob eine solche Therapie wirklich das operative Ergebnis unterstützt, fördert und der Patientin tatsächlich hilft, bis heute nicht mit absoluter Sicherheit zu beantworten. Trotz der großen bisher behandelten Patientenzahl fehlen überraschenderweise statistisch gesicherte Daten, die eine Verbesserung der 5-Jahres-Überlebensrate durch die zusätzliche Bestrahlung beweisen würden. Die offenen Fragen bezüglich eines zusätzlichen Behandlungsgewinnes durch die adjuvante Bestrahlung sind nur durch prospektive Studien mit sehr hohen Fallzahlen zu klären.

Diese kritischen Bemerkungen betreffen in erster Linie das Stadium I, worunter beim Korpuskarzinom drei Viertel der Fälle fallen, während bei den fortgeschrittenen Fällen des Stadiums II bis IV an der Notwendigkeit einer postoperativen Bestrahlung zur Erzielung akzeptabler Behandlungsergebnisse weniger gezweifelt wird und auch die Frage einer unnötigen Übertherapie weniger relevant ist.

Vaginale Kontaktbestrahlung

Die relativ größte Einigkeit besteht noch in der Ansicht, daß durch eine zusätzliche Lokalbestrahlung der Scheide die Rate an Lokalrezidiven vermindert werden kann. Auch an der Universitäts-Frauenklinik in Wien wird die postoperative Kontaktbestrahlung der Scheide routinemäßig durchgeführt, da wir überzeugt sind, dadurch Scheidenrezidive hintanzuhalten. Obwohl eine große Zahl von Autoren seit Jahrzehnten diese These unterstützt, gibt

Tabelle 1: Annual Report on the results of treament of Gynecological Cancer Vol. XX, 1988 (modified by H. Kucera)

3436 cases of adenocarcinoma stage I, treated by primary surgery alone or followed by vaginal radium, 5-year-survival by grade of differentation and mode of treatment

	surgery alone		surgery + vaginal radium			
	number of patients treated	5-year survival no %	number of patients treated	5-year survival no %		difference
	1584	1213 76,6	1852	1620	87,5	+ 10,9
G/1	1081	815 75,4	1102	978	88,7	+ 13,3
G/2	392	287 73,2	611	531	86,9	+ 13,7
G/3	111	61 55,0	139	111	79,9	+ 24,9

es bis heute keine prospektiv randomisierte Studie, die das Problem der Wertigkeit der adjuvanten Kontaktbestrahlung der Scheide beim operierten Endometriumkarzinom endgültig klären könnte. Größte Aufmerksamkeit verdient aber die retrospektive Zusammenstellung von über 3.400 Fällen von Korpuskarzinomen im Stadium I im Annual Report 1988 [2]. Bei knapp der Hälfte der Fälle wurde auf eine zusätzliche Vaginalbestrahlung verzichtet. Die 5-Jahres-Überlebensrate betrug 76,6%. Wurde eine solche adjuvante Vaginalbestrahlung durchgeführt, so stieg die 5-Jahres-Überlebensrate um 10,9 auf 87,5% an. Es soll noch besonders darauf hingewiesen werden, daß bei den G/1- und G/2-Tumoren durch die Vaginalbestrahlung ein Ansteigen der 5-Jahres-Überlebensrate um 13% zu erzielen war, während bei G/3- Tumoren die Verbesserung sogar nahezu 25 Prozentpunkte ausmachte (Tabelle 1). Obwohl es sich dabei um eine retrospektive Untersuchung handelt, kommt ihr aufgrund der hohen Fallzahl nahezu Beweiskraft zu. Auf eine vaginale Kontaktbestrahlung sollte daher nur in Ausnahmefällen verzichtet werden. Dies ist umso eher möglich, da heute die Vaginalbestrahlung durch die Einführung des High dose rate Afterloading-Verfahrens für die Patientin wesentlich weniger belastend ist als dies in der Radium-Ära der Fall war. Die mittels Radium behandelten Patientinnen erhielten seinerzeit 2 Radium-Einlagen im Abstand von 3 Wochen mit einer jeweiligen Liegedauer von 45 Stunden, woraus neben der physischen Belastung auch zwei mehrtägige Spitalsaufenthalte resultierten.

Heute führen wir die vaginale Kontaktbestrahlung mittels High dose rate Iridium durch und applizieren drei Bestrahlungen im Abstand von einer Woche mit einer Behandlungszeit von unter 10 Minuten. Eher aus rechtlichen als aus medizinischen Gründen nehmen wir die Patientinnen für diese Kurzzeitbestrahlung für 24 Stunden stationär auf. Die Einzeldosis beträgt in 2 cm Abstand von der Strahlenquelle 7 Gy, sodaß die Scheidenoberfläche etwa 48 Gy, die Scheidenhaut in 0,75 cm Tiefe eine Gesamtdosis von 21 Gy erhält [5].

Auf das exzellente Behandlungsergebnis der ausschließlich mittels vaginaler Kontaktbestrahlung behandelten Patientinnen nach operiertem Korpuskarzinom wird später eingegangen, doch soll jetzt auf die überaus geringe Komplikationsrate hingewiesen werden, die mit der alleinigen Kontaktbestrahlung der Scheide verbunden ist. Bei 429 so behandelten Fällen war die häufigste Komplikation die postaktinische Kolpitis mit 13%. Die typischen zystitischen und proktitischen Beschwerden traten nur in 4,2 bzw. 2,1% der Fälle auf. Die unangenehmste Komplikation bestand im Auftreten von Vaginalnekrosen, was allerdings nur in 0,7% der Fälle geschah. Schwere Nebenwirkungen wie Fistelbildungen etc. traten bei der alleinigen Kontaktbestrahlung mit der Einzeldosis von 7 Gy niemals auf.

Bezüglich der vaginalen Kontaktbestrahlung beim operierten Endometriumkarzinom soll daher zusammengefaßt werden, daß durch diese Art der adjuvanten Bestrahlung einerseits ein offensichtlicher Behandlungsgewinn zu erzielen ist, andererseits die gefürchteten Strahlenkomplikationen praktisch nicht auftreten.

Externe Bestrahlung

Wesentlich schwieriger ist die Frage zu beantworten, ob eine zusätzliche externe Bestrahlung des kleinen Beckens beim operierten Endometriumkarzinom das Behandlungsergebnis weiter verbessern kann. Während die vaginale Kleinraumbestrahlung nur die Lokalrezidive am Scheidenblindsack verhindern soll, verfolgt die externe Beckenbestrahlung das Ziel, subklinische Zellnester in der Umgebung des Primärtumors auszuschalten. Es ist bekannt, daß ein kleiner, nur 1 cm^3 großer Tumor, tausend Millionen Tumorzellen enthält. Nach Tumorektomie, die durchaus chirurgisch und histologisch radikal durchgeführt wurde, können aber immer noch bis zu einer Million sog. »subklinische« Tumorzellen vorliegen, die Ursache für ein späteres Lokalrezidiv sind.

Während die Stärke der Chirurgie in der Entfernung der großen Tumormasse liegt, sind ihre Schwäche diese umliegenden subklinischen Tumorzellen. Gerade diese subklinischen Zellen sind jedoch die Stärke der Radiotherapie, die ihrerseits durch ein größeres Tumorvolumen limitiert ist. Aus diesen Gründen kann die Kombination von Radiatio und Chirurgie eine erhöhte lokoregionale Kontrolle erreichen, die mit keiner der beiden Modalitäten alleine erzielt werden kann.

Während der Entschluß zu einer vaginalen Kontaktbestrahlung aufgrund der geringen Belastung der Patientin leicht fallen kann, bedarf der Entschluß zu einer externen Bestrahlung einer genauen Überlegung, da diese zumeist einen Behandlungszeitraum von 6 Wochen erfordert und durch die tägliche Bestrahlung die Patientin entsprechend belastet. Wir führen diese externe Bestrahlung mittels Cobalt-60 durch, wobei mit einer biaxialen Pendelung an der Beckenwand 56 Gy, in der Beckenmitte 54 Gy wirksam werden.

Zahlreiche Studien lassen heute keinen Zweifel mehr offen, daß durch die Tumormorphologie und die zunehmende Infiltrationstiefe die Prognose des Einzelfalles beim Endometriumkarzinom verschlechtert wird. Insbesondere die repräsentativen Studien der amerikanischen Gynecology Oncology Group (GOG) zeigten, daß die Infiltrationstiefe und das Tumorgrading eng mit der Lymphknotenmetastasierung korreliert sind [3,4]. Auch eigene Untersuchungen anhand von über 200 komplett, d.h. mit Lymphonodektomie, operierten Endometriumkarzinomen konnten die Wichtigkeit von histopathologischen Prognosefaktoren auf den Lymphknotenbefall bestätigen [6]. Zunächst muß zwischen den typischen Adenokarzinomen und den Sonderformen mit ungünstiger Prognose unterschieden werden. Während die Adenoakanthome eine gleich gute oder sogar geringfügig bessere Prognose als die typischen Adenokarzinome aufweisen, liegt die Karzinomsterblichkeit bei den papillären, adenosquamösen und klarzelligen Karzinomen zwischen 30 und 50%. Wir konnten zeigen, daß bei den ungünstigen Subtypen des Endometriumkarzinoms der Lymphknotenbefall mit 27% dreimal so häufig wie bei den typischen Endometriumkarzinomen mit 9% liegt. Bei hochdifferenzierten Tumoren (G/1) fanden sich nur in 4,5% positive Lymphknoten, während bei den schlecht differenzierten G/3-Tumoren dies in 31,4% der Fall war. Solange das Karzinom auf das Endometrium beschränkt blieb, fanden sich die Lymphknoten immer frei, bei Infiltration bis zur Mitte des Myometriums waren die Lymphknoten in 9,2%, bei Überschreitung dieser Grenze in 27,5% vom Tumor befallen. Bei Vorliegen von Gefäßeinbrüchen waren auch in 43,2% die Lymphknoten positiv.

Um den Wert einer adjuvanten, externen Strahlentherapie beim Endometriumkarzinom mit statistischer Sicherheit nachweisen zu können, sind prospektive Studien mit großen Fallzahlen erforderlich. Die beiden bisher vorliegenden prospektiven Studien von Aalders et al. [1] und Kucera et al. [7] basierten auf Fällen, bei denen eine Lymphonodektomie nicht durchgeführt wurde und dadurch die wohl wichtigste Information fehlte.

Die norwegische Studie aus dem Jahr 1980 [1] untersuchte 540 Patientinnen, die alle postoperativ eine vaginale Kontaktbestrahlung erhielten und die dann randomisiert extern bestrahlt wurden oder keine weitere Therapie mehr erhielten. In der zusätzlich extern bestrahlten Patientengruppe trat zwar eine Reduktion von Vaginal- und Beckenrezidiven auf, aber es entwickelten mehr Patientinnen distale Metastasen, wodurch die 5-Jahres-Überlebensrate durch die externe Bestrahlung nicht verbessert wurde (90% bzw. 88% mit externer Bestrahlung). Eine Detailanalyse zeigte aber, daß Patientinnen mit schlecht differenzierten Tumoren, welche mehr als die Hälfte des Myometriums infiltrierten, von einer zusätzlichen externen Bestrahlung profitierten.

In der österreichischen Studie [7] wurden 605 Patientinnen im Stadium I untersucht, die ebenfalls postoperativ eine lokale Vaginalbestrahlung erhielten. Die externe Bestrahlung führten wir aber dann nicht nach dem Zufallsprinzip, sondern nur dann durch, wenn ungünstige histopathologische Faktoren vorhanden waren. Die 5-Jahres-Überlebenswahrscheinlichkeit in der Gruppe mit guter Prognose und ohne perkutane Zusatzbestrahlung lag bei 91%, während in der Gruppe mit schlechten Prognosefaktoren, aber entsprechender adäquater zusätzlicher externer Bestrahlung mit 87,7% ein nahezu gleich gutes Ergebnis erzielt werden konnte. Trotz der ungünstigen Ausgangssituation dieser Patientinnen, bei denen ohne externe Bestrahlung ein signifikant schlechteres Behandlungsergebnis zu erwarten war, konnte durch die zusätzliche Beckenbestrahlung das Ergebnis auf das Niveau der günstigen Fälle verbessert werden.

Diese beiden Untersuchungen scheinen den Wert einer tumorangepaßten adjuvanten Strahlentherapie nachzuweisen. Es soll besonders darauf hingewiesen werden, daß auch bei einer externen Bestrahlung des kleinen Beckens die Komplikationsraten gering sind. Die häufigste Komplikation bei 449 Fällen war wieder die postaktinische Kolpitis mit 13,6%, während Zystitiden und Proktitiden in 6,7 bzw. 5,1% auftraten. Schwerere Nebenwirkungen im Sinne von Vaginalnekrosen oder Rektalulzera traten in 1,3% bzw. 0,2% auf. Schwerste Veränderungen im Sinne von Fistelbildungen traten nur in 0,2% der Fälle auf.

Es darf also zusammenfassend festgehalten werden, daß eine externe Bestrahlung des kleinen Beckens bei Fällen mit schlechten Prognosefaktoren, wie tiefer Infiltration und schlechtem Grading, von einer solchen adjuvanten Therapie profitieren, wobei sich die Komplikationsrate in durchaus akzeptablen Grenzen hält.

Wahl der adjuvanten Bestrahlungsmethode

Für die Zuordnung zur entsprechenden postoperativen Bestrahlung schlagen wir einen einfachen histopathologischen Risiko-Score vor, der die nach der neuen Klassifikation für das Endometriumkarzinom der FIGO/1988 definitionsgemäß lymphknotenfreien Fälle des Stadiums I besser zusammenfaßt. Bei den typischen endometrioiden Adenokarzinomen wird das Tumorgrading mit 1-3 Punkten bewertet, den ungünstigen Sonderformen werden 4 Punkte zugeordnet. Die Infiltrationstiefe wird bei minimalem Ausmaß von 1-2 mm mit 1 Punkt bewertet, die Infiltration bis zur Mitte des Myometriums mit 2 Punkten und die darüber hinausgehende Infiltration mit 4 Punkten. Der Nachweis von Gefäßeinbrüchen erhöht den Risiko-Score um weitere 4 Punkte [6].

Neben diesen die Histopathologie im Corpus uteri beschreibenden Faktoren wird die darüber hinausgehende Ausbreitung entsprechend der neuen Stadieneinteilung beginnend mit dem Stadium II/a mit 5 Punkten bis zum Stadium IV/b mit 10 Punkten bewertet. Fälle mit positiven Lymphknoten, die nach der neuen Stadieneinteilung prinzipiell dem Stadium III/b zuzuordnen sind, erhalten somit 8 Punkte, vermehrt um jene, die sich aus der Histopathologie des Corpus uteri ergeben (Tabelle 2). Wir sprechen von geringem Risiko bei 1-2 Punkten, von mittlerem Risiko bei 3-4 Punkten und von höherem Risiko ab einer Punktezahl von 5. Bei geringem Risiko kann auf jegliche Bestrahlung, auch auf die vaginale Kontaktbestrahlung, verzichtet werden. Bei 3-4 Punkten empfehlen wir nur die vaginale Kontaktbestrahlung und bei 5 und mehr Risikopunkten sollte neben der Vaginalbestrahlung auch eine externe Beckenbestrahlung durchgeführt werden.

Anhand von 208 komplett mit Lymphonodektomie operierten Fällen von Endometriumkarzinom konnten wir zeigen, daß in die Gruppe mit niedrigem Risiko 13,5% der Fälle einzuordnen sind. Bei diesen ist der Verzicht auf jegliche Bestrahlung gerechtfertigt und ein Overtreatment zu vermeiden. In die Gruppe mit 3-4 Risikopunkten fielen 34% der Fälle, während 52% der Fälle der Gruppe mit hohem Risiko zugeordnet wurden.

Tabelle 2: Histopathologischer Risiko-Score beim Endometriumkarzinom

Histologie des Corpus Uteri	Punkte
Typisches endometrioides Karzinom	
Adenoakanthom	
Grading 1	1
Grading 2	2
Grading 3	3
Sonderformen	
adenosquamös	
serös-papillär	
klarzellig	4
undifferenziert	
Infiltration	
Minimal (1-2mm)	1
< 1/2 Myometrium	2
> 1/2 Myometrium	4
Gefäßeinbrüche	4
Zervixbefall	
Stadium II/A	5
Stadium II/B	6
Extrauterine Ausbreitung	
Stadium III/A	7
Stadium III/B	8
Stadium IV/A	9
Stadium IV/B	10
Geringes Risiko	0-2 Punkte
Mittleres Risiko	3-4 Punkte
Höheres Risiko	5 und mehr Punkte

Das heißt, daß nur etwa bei der Hälfte der Fälle von operierten Endometriumkarzinomen eine aggressive externe Bestrahlung des Beckens sinnvoll ist, bei einem Drittel der Fälle genügt die lokale Kleinraumbestrahlung der Scheide und etwa 13% der Fälle können von jeglicher weiterer Therapie ausgeschlossen werden.

108 dieser komplett operierten Fälle stehen für die Auswertung der 5-Jahres-Überlebensrate zur Verfügung. In der Gruppe mit geringem und mittlerem Risiko verstarb kein einziger Fall am Karzinom, was die Berechtigung unseres Behandlungsvorschlages erhärtet. In der Gruppe mit hohem Risiko verstarben von 57 Patientinnen 8 am Karzinom, woraus sich eine gereinigte 5-Jahres-Überlebensrate von 85% ergibt.

Die Sinnhaftigkeit unseres Risiko-Scores zeigt auch die Fallanalyse dieser 8 verstorbenen Patientinnen. 3 von ihnen wurden nach der neuen Klassifikation dem Stadium I bzw. II zugeordnet und hatten nachweislich tumorfreie Lymphknoten. 2 dieser Fälle im Stadium I erreichten einen Risiko-Score von 6 Punkten, jene im Stadium II/b von 12 Punkten. Trotz des erkennbaren Risikos wurde eine der beiden Patientinnen im Stadium I nur einer vaginalen Kontaktbestrahlung unterzogen und wäre vielleicht bei adäquater Beckenbestrahlung zu retten gewesen. Es soll als befriedigend festgehalten werden, daß jene lymphknoten-positiven Fälle (Stadium III/b), die nicht durch eine extensive Tumorausbreitung oder Fernmetastasierung kompliziert waren, in zwei Drittel der Fälle durch die Operation und adäquate Nachbestrahlung geheilt werden konnten.

Konklusion

1. Die adjuvante Bestrahlung beim operierten Endometriumkarzinom ist tatsächlich imstande, das Operationsergebnis zu unterstützen und zu fördern und der Patientin zu helfen.

2. Die vaginale Kontaktbestrahlung der Scheide vermindert die gefürchteten Lokalrezidive und ist imstande, die 5-Jahres-Überlebensrate bedeutend zu verbessern. Nur bei ausgesprochenen Frühfällen mit günstigster Prognose soll auf diese Art der adjuvanten Bestrahlung verzichtet werden.

3. Von einer aggressiven externen Beckenbestrahlung profitieren die Fälle mit schlechten Prognosefaktoren. Trotz negativer Lymphknoten sind dies im Stadium I jene mit Infiltration über die Mitte des Myometriums hinaus und ungünstiger Tumormorphologie.

Literatur

1. Aalders J., Abeler V., Kolstadt P., Onsrud M.: Postoperative external irradiation and prognostic parameters in stage I endometrial carcinoma. Clinical and histopathologic study of 940 patients. Obstet. Gynec. 56: 419-427, 1980
2. Annual Report on the results of treatment in Gynecologic cancer. Vol. XX. Ed.: Petterson F. Radiumhemmet, Stockholm, Schweden, 1988
3. Christopherson W.M., Connely P.J., Alberhasky R.C.: Carcinoma of the endometrium. An analysis of prognosticators in patients with favorable subtypes and stage I disease . Cancer 51: 1705-1709, 1983
4. Creasman W.T.: Endometrial Cancer: Pathogenesis and its implications. CI FIGO World Congress, Berlin, 1989
5. Kucera, H., Vavra N., Weghaupt K.: Zum Wert der alleinigen Bestrahlung des allgemein inoperablen Endometriumkarzinoms. Geburtsh. u. Frauenheilk. 50: 610-613, 1990
6. Kucera H., Vavra N.: Ein Risikoscore für das operierte Endometriumkarzinom und seine Bedeutung für die adjuvante Strahlentherapie (Histopathologie und Behandlungsergebnisse anhand von 208 Fällen mit Lymphonodektomie). Geburtsh. u. Frauenheilk., 51, 789-805, 1991
7. Kucera H., Vavra N., Weghaupt K.: Benefit of external irradiation in pathologic stage I endometrial carcinoma: A prospective clinical trial of 605 patientis who received postoperative vaginal irradiation and additional pelvic irradiation in the presence of unfavorable prognostic factors. Gynecol. Oncol. 38: 99-104, 1990

Zur Strahlentherapie des Endometriumkarzinoms

H.-A. Ladner

Berücksichtigt man den bereits skizzierten Therapiewandel mit der derzeitigen Betonung auf die Primäroperation, dann ist zunächst festzustellen, daß trotz des Wechsels von Radium auf Afterloading-Verfahren die strahlentherapeutischen Fragestellungen intensiv bearbeitet wurden. Von den gynäkologisch-radiologischen Spezialabteilungen her haben sich die Fachkenner auf die neuen Probleme eingestellt (Tabelle 1) [4,14,17,18,35,42], dagegen führen die allgemeinen Strahlentherapeuten meist auf Anregung oder Initiative der Frauenärzte eine postoperative Strahlenbehandlung mit unterschiedlich hohen Dosen im Zielvolumen und seltener mit vaginaler Strahlenapplikation durch. Leider fehlen hierüber genaue Zahlenangaben mit Ergebnissen für die deutschen Strahlenkliniken.

Daher habe ich zusammen mit Freudenberg [8] eine Gegenüberstellung von 215 an der UFK Freiburg Primäroperierten und 291 an auswärtigen Frauenkliniken Operierten und von mir nachbestrahlten Endometriumkarzinom-Patientinnen aus den Jahren 1982-1986 vorgenommen: die fortgeschrittenen Stadien II-IV wurden überwiegend in der UFK Freiburg operiert oder primär zur Strahlentherapie dorthin überwiesen. Insgesamt erfolgte in diesen Jahren bei 79,6% der Frauen eine zusätzliche Strahlenbehandlung (lokal oder Hochvolt), wobei histologische Prognosefaktoren [7] und Ausmaß der Myometriuminfiltration die Bestrahlungsart bestimmten. Nur bei 46 von 532 Patientinnen (8,4%) führten wir eine primäre radiologische Therapie durch, bei 12% erfolgte keine Nachbestrahlung. Die Behandlungsergebnisse werden wir in einigen Monaten veröffentlichen; mit der Tabelle 2 wird auf das niedrige Auftreten von Spätfolgen (1,9%) und Fisteln (0,7%) der Freiburger kombinierten Strahlentherapie (Radium und Telekobalt) im Vergleich zu anderen Kliniken [2,8,13,14,20,31,35,39,40,41] hingewiesen.

Als ein weiteres Resultat dieser Gegenüberstellung der in der UFK Freiburg oder in auswärtigen Frauenkliniken Operierten und nach einheitlichen Richtlinien von mir bestrahlten Endometriumkarzinom-Patientinnen kann festgestellt werden, daß die vaginale Strahlenapplikation mit 4 x 10 Gy Iri-

Tabelle 1: Endometriumkarzinom einiger Universitäts-Frauenkliniken 5-Jahres-Überlebensraten in % nach Annual Reports 16-21

Frauen-klinik		16 1962-68 op/rad	17 1969-72 op/rad	18 1973 op/rad	19 1976-78 op/rad	20 1979-81	21 1982-86 clin.stag	surg.stag.	gesamt
Freiburg	%	-	60,8	70,2	-	61,2	42,9	67,2	65,4
	n	-	157/203	114/84	-	147	24	135	159
Gießen	%	61,2	73,2	-	-	67,0	50,5	77,8	66,3
	n	157/201	130/127	-	-	212	111	269	380
Göttingen	%	63,7	55,0	64,1	73,3	66,1	75,8	83,3	76,3
	n	215/140	134/26	104/22	116	239	283	59	332
Heidelbg.	%	63,7	76,8	52,2	71,1	63,6	57,0	94,4	83,6
	n	125/236	110/97	126/33	142	121	10	125	141
München I	%	57,5	-	63,7	54,4	64,1	65,7	-	65,7
	n	214/656	-	97/195	226	348	402	-	402
München II	%	-	-	55,0	58,3	65,2	74,8	-	74,8
	n	-	-	47/64	264	138	139	-	139
Würzburg	%	63,5	63,0	58,2	53,3	57,5	57,6	79,0	52,9
	n	127/284	65/159	76/98	170	174	143	93	236
Wien I	%	-	-	44,4	51,6	45,7	49,3	-	49,3
	n	-	-	-/205	312	276	280	-	280
Wien II	%	-	49,6	43,1	63,1	60,6	80,4	75,8	60,7
	n	-	84/39	45/18	103	71	104	110	214
Alle Institutionen weltweit	%	63,0	65,4	66,2	67,7	65,1	69,7	77,5	
	n	14506	10720	11501	13581	14906	19402	7663	

dium oder nach externer Hochvoltbestrahlung mit 2 x 10 Gy (+ extern 40 Gy obere Vagina) die Häufigkeit vaginaler Metastasen sowie die Rezidivrate reduziert. In der Zwischenzeit werten wir auch weitere Behandlungsjahrgänge unserer Klinik in dieser Weise aus, so daß wir über derartige Untersuchungen konkretere Aussagen über die Effektivität der Vaginalbestrahlung machen können. In der Literatur ist dies mehrfach bestätigt [2,9,10,16,29,43].

Tabelle 2: Häufigkeitsangaben von schweren Komplikationen nach Strahlentherapie von Patientinnen mit Endometriumkarzinomen

Erstautor/Lit. Zeitraum/Stadium	n	Spätfolgen incl. Fisteln (Harnblase u. Rektum) n	%	zusätzl. Angaben
Surwit [40] 1981 1972+73/Stad. I, grade 2+3	152	11	14	
Abayomi [2] 1982 1968-77/Stad. I+III	393	10 (66)	4	nur primäre Strahlentherapie
Kucera [14] 1984 -/Stad. I-III	806	13 (10Fisteln)	3,5	primäre u. postop. Strahlentherapie
Rauthe [31] 1988 1968-80/alle Stad.	768	11	4	primäre u. postop. Strahlentherapie
Stokes [39] 1985 1964-78/Stad. I	304	7	8,8	bis 50 Gy
Shimm [36] 1986 1977-83/Stad. I	68	2	5,9	
Köhler [13] 1989 1975-86/I-IV	718	70 (27=3% Fisteln)	9	
Andersen [3] 1990 1974-86/Stad. II	54	5 (davon 3 Fisteln)	10	50-56 Gy postop.
Lewandowski [21] 1990 1979-86/nur Stad. I	37	4	10,8	45-50 Gy postop.
Ladner [8] 1992 1982-86/alle Stad.	419	8	2,6	45-50 Gy postop.

Tabelle 3: Behandlungsresultate FIGO-Stadium II, Endometriumkarzinom - Kombination von Operation und Strahlentherapie nach Literaturangaben

Autoren Zeitraum	n	5a-ÜLR	Durchschn.- Alter	Strahlentherapie/Op. Strahelndosen
Greven u. Olds [10] 1987, 1971-1982	29 (13 Klin.)	72% (Kaplan-Meier)	67a	Op. u. 50 Gy/6 Wo. postop.
Larson et al. [19] 1987, 1965-1983	58	70%	58a	40 Gy + Ra intrakav. + vaginal, 6 Wo. später Op.
Trimble u. Jones (zit. in: 3), 1988	14	76%		praeop. intrakav. + vag. Ra, Op. + externe Strahlentherapie
Andersen [3] 1990, 1971-1982	54	70,6% (Str.Therapie allein 50)	66,7a	Op. u. 50-56 Gy extern, 10 Gy vaginal oder 20-32 Gy vag. + Heymann praeop.

Unklar sind ferner - auch nach der Veröffentlichung von Sorbe et al 1990 [37] Indikation und Höhe der vaginalen Strahlendosen und die Art des Vorgehens beim Stadium II (Tabelle 3). Bereits während der Radiumaera war von mehreren Autoren [1,3,9,19,22] die Effektivität vaginaler Strahlenapplikation eindeutig nachgewiesen; es scheint mir allerdings notwendig für jede Frauenklinik, diesen Nachweis für die unterschiedlichen Afterloading-Verfahren und unter der Prämisse einzelner histologisch ungünstiger Prognosefaktoren nochmals zu führen. Die spezielle Situation beim Stadium II veranlaßte mehrere Frauenkliniken, spezielle Reihenfolgen einzelner Therapiemaßnahmen vorzuschlagen. So haben wir zusammen mit Pfleiderer praeoperative Radium- oder später Afterloading-Anwendungen über einen Zeitraum von 8 Jahren mit guten Resultaten durchgeführt. Allerdings wird nach der neuen FIGO-Stadieneinteilung abzuwarten sein, ob eine praeoperative intrakavitäre Brachytherapie noch durchführbar ist. Über das Vorgehen beim Stadium II berichten in der Literatur mehrere Autoren [1,3,19,22] mit z.T. beachtenswerten Langzeitresultaten, so daß auch in Zukunft die Strahlentherapie dieser kleinen Patientinnengruppe besondere Beachtung verdient.

Wenn auch die Literatur und Annual-Report-Mitteilungen Vol. 20 + 21 nach dem Übergang von Radium zu Afterloading-Verfahren über keine schlechteren 5-Jahres-Heilungsraten beim Endometriumkarzinom berichten, so muß trotzdem betont werden, daß bei der Primärbestrahlung noch Probleme bestehen, die mit dem Ersatz der Heyman'schen Packmethode und mit der Form von Applikatoren sowie mit den erforderlichen Bezugspunkten und Isodosen zusammenhängen. Während Rotte [35] (siehe auch Beitrag Herbolsheimer in diesem Band) kleinvolumige Kapseln von 4-8 mm Durchmesser anstelle eines starren Applikators einsetzt, haben Bauer u. Mitarb. 1989 [4] einen anderen Weg gewählt; beide Methoden müssen erprobt werden – durch die reduzierte Frequenz primärer Strahlentherapien (8% UFK Freiburg, 20% UFK Würzburg) wird diese Erprobung noch einige Jahre dauern. Auch der Einsatz unterschiedlicher Afterloading-Verfahren (Iridium, [Kurzzeit]-Zaesium oder Kobalt) erfordert Übung, Geschicklichkeit und Ausdauer, um in der Primärbestrahlung gleichgute Resultate wie mit dem Radium zu erreichen [31,35]. Da in vielen Frauenkliniken diejenigen Kollegen häufig wechseln, die die Applikatoren für die Afterloadingapplikationen einführen, ergeben sich zusätzliche Ausbildungsprobleme, besonders in Frauenkliniken, in denen kein speziell ausgebildeter gynäkologischer Radiologe tätig ist.

Neben der zu fordernden Analyse der 5-Jahres-Heilungsresultate aller größeren, deutschen Frauen- und Strahlenkliniken möchte ich auf die Notwendigkeit hinweisen, häufiger Rezidivanalysen nach Strahlentherapie oder auch nach Operation und Strahlentherapie durchzuführen [10,11,12,15,34]. Hierbei werden Aufschlüsse über Metastasierungswege [7] beim Endometriumkarzinom und damit auch über die Möglichkeit der Verminderung von Rezidiven gewonnen. Im Mittelpunkt steht das relativ häufige Vaginalrezidiv, das nach einem Vorschlag von Perez [28] in verschiedene Entwicklungsformen eingeteilt werden sollte und einer frühzeitigen Therapie durch Operation, auch in Kombination mit der Strahlentherapie zugänglich ist. Auf die relativ günstigen Ergebnisse einer Rezidiv-Strahlentherapie, insbesondere bei Rezidiven der Scheide, die kleiner als 2 cm im Durchmesser sind [10], möchte ich besonders hinweisen [15].

Das serös-papilläre Adenokarzinom des Endometrium, meist mit einer Lymphangiosis karzinomatosa (Häufigkeit 8-9%, Durchschnittsalter 67 Jahre), ist eine prognostisch besonders ungünstige Sonderform des Endometriumkarzinoms [16,33] für die bisher kein wirksames Behandlungskonzept vorliegt (41% Mortalität in den FIGO-Stadien I und II). Ähnliches gilt für das Klarzell-Karzinom des Endometriums [44].

Tabelle 4: Endometriumkarzinom, FIGO-Stadium I, histol. Grad.3. 5-Jahres-Überlebensrate nach Operation oder Strahlentherapie allein oder Kombinationen. (Annual Report u. Literaturangaben)

Erstautor Zeitraum	n	5-Jahres-Überlebens-rate (%)	Zeitpunkt und Bestrahlungsmethode (ÜLR in %)				zusätzl. Angaben
			nur Op.	Op.+ Ra.vag	Op.+ Bstr.	Op.+ div.B.	
Annual Report							Sammel-statistik verschiedener Kliniken
Nr. 19, 1976-78 (1984)	433	55,7-78,7	60,5	78,7	55,7	60,5	
Nr. 20, 1979-81 (1987)	623	55,0-79,9	55,0	79,9	57,4	63,1	
Nr. 21, 1982-86 (1991)	880	68,1-75,8	68,1	75,3	69,9	75,8	
Surwit et al., 1981 [40] 1972/73, grade 2 u.3	76 (42 nur 3)	89 (2+3)	Präop. 90 (n=21) (3Wo.)	Postop. 75 (n=4)	nur Str.ther. 47 (n=17) 40-45 Gy		n = 17 mit histol. Besonderheiten
Shimm et al., 1986 [36] 1977-83, grade 2 u. 3	68 gd. 3:27	78 59 f. Grd.	Postop. 10 Gy (5 f) - 40 Gy 3 oder externe Strahlentherapie				n = 23 mit histol. Besonderheiten
Greven et al., 1990 [10] 1971-1985	119 (gesamt 1346)	67	Präop. 64 (n=57) 40-49 Gy (n=29 vagRa + vagRa)	Postop. 73 (n=49) 44-55 Gy	nur Str.ther. 65 (n=10)		hier weitere Lit.-Angaben
Lehoczky et al., 1991 [20] 1976-81	17 (gesamt 171)	53 (G1: 77)	nur Strahlentherapie (Ra. + extern)				71 Jahre mit div. Begleiterkrankungen

Weitere spezielle Fragestellungen der Strahlentherapie des Endometriumkarzinoms werden in der Einführung und Zusammenfassung dieses Bandes besprochen, da sie sich z.T. auch auf die Strahlentherapie des Zervixkarzinoms beziehen. Abschließend möchte ich betonen, daß es gerade bei der zukünftigen Strahlentherapie des Endometriumkarzinoms notwendig bleibt, mit größeren Patientinnengruppen (z.B. FIGO-Stadium I, grade 3 [5,9,17,20,21,30,36,38] siehe Tabellen 4 und 5) die angesprochenen offenen Probleme zu untersuchen, um den derzeitigen Therapie-Standard - wie er z. Zt. noch an größeren deutschen Frauenkliniken besteht - zu halten oder zu verbessern.

Tabelle 5: Endometriumkarzinom, FIGO-Stadium I (histol. Grad 3) - Rezidivraten nach Therapie (Literaturangaben)

Erstautor Veröffentl.-Jahr	n	Alle Rezidive (Rate in %)	zusätzliche Angaben
Salazar 1978 (zit in [20] Lehoczki et al.)	17/62	27	ÜLR: 36% komb. Methoden
Aalders 1980 (zit. in 1)	39/136	21	Kombination Op. + vag. Ra. Prospektive Studie f. Stad. I
Creasman 1981 (zit. in 9)	-	39	
Surwit [40] 1981	42	12	kombinierte Behandlung (präop.) Externe Strahlentherapie: 50 Gy pelvin u. 40-45 Gy paraaortal
Torrisi 1989 (zit. in 21)	52	13,5	postop. externe Strahlentherapie 45-50 Gy, alle Stad. I 12,5% Komplikationen
Lehoczky [20] 1991, 1976-81	40/171	24	alle Stad. I, ÜLR (G3): 53% Intrakav. Ra (nur Strahlentherapie)

Uterussarkom: In den vergangenen Jahren haben sich die Überlebenschancen von Patientinnen mit Uterussarkomen an einigen Kliniken im Vergleich zu früheren Zeiträumen deutlich verbessert. Dabei kommt der Rolle der Hochvoltbestrahlung eine zunehmende Bedeutung zu [6,23,27,32]. Unter diesem Aspekt haben wir in Freiburg zusammen mit den Frauenkliniken in Würzburg, Jena, Erfurt und Heidelberg die Rolle der Strahlentherapie unter Berücksichtigung der wichtigsten Prognosefaktoren (wie Tumorausbreitung, Alter der Patientin, Myometriuminfiltration, Lymphknotenbeteiligung und Therapieart) untersucht und dabei gefunden, daß der Einsatz der Strahlentherapie im Vergleich zu früheren Zusammenstellungen mit günstigeren Langzeitresultaten im Vergleich zu früheren Behandlungszeiträumen einhergeht. Einzelheiten hierzu werden wir in Kürze veröffentlichen. In einer Phase, in der die Chemotherapie häufiger als bisher eingesetzt wird, scheint es nach neueren Arbeiten [6,23,27] gerechtfertigt, die Wertigkeit der Strahlentherapie beim Uterussarkom herauszuarbeiten.

Literatur

1. Aalders J.: Treatment of clinical early endometrial carcinoma; indications for Lymphonodectomy. In: 11., 91-99, 1991
2. Abayomi O., Tak W., Emani B., Anderson B.: Treatment of endometrial carcinoma with radiation therapy alone. Cancer 49, 2466-2469, 1982
3. Andersen E.S.: Stage II endometrial carcinoma: Prognostic factors and the results of treatment. Gynecol. Oncol. 38, 220-223, 1990
4. Bauer M., Schulz-Wendtland R., Ladner H.-A.: Gibt es Indikationen für die paraaortale Strahlentherapie? In: 256-202
5. Chen S.S.: Operative treatment in stage I endometrial carcinoma with deep myometrial invasion and/or grade 3 tumor surgically limited to the corpus uteri. Cancer 63, 1843-1845, 1989
6. Echt G., Jepson J., Steel J., Langholz B., Luxton G., Hernandez W., Astrahan M, Petrovich Z.: Treatment of uterine sarcomas. Cancer 66, 35-39, 1990
7. Fox H.: Histopathology of endometrial cancer. In: 11, 25-30, 1991
8. Freudenberg H.: Zur Strahlentherapie des Endometriumkarzinoms in den Jahren 1982-1986 an der Univ.-Frauenklinik Freiburg i.Br. Inaug. Diss., Mediz. Fakult., Freiburg, 1992
9. Greven K.M., Randall M., Fanning J., Bahktar M., Duray P., Peters A., Curran Jr. W.Z.: Patterns of failure in patients with stage I Grade III carcinoma of the endometrium. Int. J. Radiat.Oncol. Biol. Phys. 19, 529-534, 1990
10. Greven A., Olds W.: Isolated vaginal recurrences of endometrial adenocarcinoma and their management. Cancer 60, 419,421, 1987
11. Kleine W., Meerpohl H.-G., Pfleiderer A., Profous Chr.Z. (Hrsg.): Therapie des Endometriumkarzinoms. AGO-Reihe, Springer, Berlin, New York, Tokyo, 1991
12. Kleine W., Maier T., Pfleiderer A.: Das Rezidiv beim Endometriumkarzinom - eine Einführung. In: Das Rezidiv in der Gynäkologischen Onkologie. AGO-Reihe, Springer, 191-197, 1990
13. Köhler U., Forberg J.: Therapieergebnisse bei 718 Endometriumkarzinomen. Zentr. Bl. Gynäkol. 111, 1033-1041, 1989
14. Kucera H., Skodler W., Weghaupt K.: Komplikationen der postoperativen Strahlentherapie beim Korpuskarzinom. Geburtsh. Frauenheilk. 44, 498, 1984
15. Ladner H.-A.: Strahlentherapie bei Rezidiven des Endometriumkarzinoms. In: 25, 198-207, 1990
16. Ladner H.-A.: Some aspects of afterloading therapy in endometrium cancer. In: 42., 40-42, 1987
17. Ladner H.-A.: Zur Prognose und Strahlentherapie des Korpuskarzinoms. Radiologe 23, 12-19, 1983

18. Lampe B., Kürzl R., Kindermann G.: Das serös papilläre Adenokarzinom des Endometriums. Geburtsh. u. Frauenheilk. 51, 45-50, 1991
19. Larson D.M., Copeland L.J., Gallager H.S., Gernshenson D.M., Freedman R.S., Wharton J.T., Kline R.C.: Nature of cervical involvement in endometrial carcinoma. Cancer 59, 959-962. 1987
20. Lehoczky O., Bosze P., Ungár L., Töttössy B.: Stage I endometrial carcinoma: Treatment of nonoperable patients with intracavitary radiation therapy alone. Gynecol. Oncol. 43, 211-216, 1991
21. Lewandowski G., Torrisi J., Potkul R.K., Holloway R.W., Popescu G., Whitfield G., Delgado G.: Hysterectomy with extended surgical staging and radiotherapy versus hysterectomy alone and radiotherapy in stage I endometrial cancer: a comparison of complication rates. Gynecol. Oncol. 36, 401-404, 1990
22. Mannel R.S., Berman M.L., Walker J.L., Manetta A., Disaia P.J.: Management of endometrial cancer with suspected cervical involvement. Obstet. Gynecol. 75, 1016-1027, 1990
23. Marchese M., Nori D.: Role of radiation in the management of uterine sarcoma. In: Nori D., Hilaris B.S. (eds.): Radiation therapy of gynecological cancer. A.R.Liss, Inc., New York, 223-231, 1987
24. Marchetti D.L., Caglar H., Driscoll D.L., Hreshchyshyn M.M.: Pelvic radiation in stage I endometrial adenocarcinoma with high-risk attributes. Gynecol. Oncol. 37, 51-57, 1990
25. Meerpohl H.-G., Pfleiderer A., Profous Chr.Z. (Hrsg.): Das Rezidiv in der gynäkologischen Onkologie. AGO-Reihe, Springer 1990
26. Orr jr. J.W., Holloway R.W., Orr P.F., Holimon J.L.: Surgical staging of uterine cancer: an analysis of perioperativ morbidity. Gynecol. Oncol 42, 209-216, 1991
27. Pejovich G.M., Kramer A.: Uterine sarcomas: Prognostic factors and treatment modalities. Study of 209 patients. Gynecol. Oncol 24, 58-67, 1986
28. Perez C.A., Breaux S., Madoc-Jones H., Bedwinek J.M., Camel M., Purdy J.A., Walz B.J.: Radiation therapy alone in the treatment of carcinoma of the uterus. I. Analysis of tumor recurrence. Cancer 51, 1393-1402, 1983
29. Piver M.S., Yazigi R., Blumenson L., Tonkada Y.: A prospective trial comparing hysterectomy, hysterectomy plus vaginal radium and uterine radium plus hysterectomy in stage I endometrial carcinoma. Obstet. Gynecol. 54, 85, 1979
30. Pourquier H., Gely S., Dubois J.B., Joyeux H., Polassol C., Pujol H.: Endometrial carcinoma: a comparative analysis of the therapeutic results and causes of failure after treatment by radiation combined with surgery or radiation therapy alone. Radiother. Oncology 17, 115-122, 1990

31. Rauthe G., Vahrson H., Giers G.: Five-year-results and complications in endometrial cancer: HDR afterloading vs. conventional radium therapy. In: 42, 240-245, 1988
32. Rose P.G., Piver M.S., Tsjada Y., Lam T.: Patterns of metastasis in uterine sarcoma. An autopsy study. Cancer 63, 935-938, 1989
33. Rosenberg P., Risberg B., Askmalm L., Simonsen E.: The prognosis in early endometrial carcinoma. Acta Obstet. Gynecol. Scand 68, 157-163, 1989
34. Rotman M., Aziz H., Kuruvilla A.: Vaginal recurrences in endometrial cancer. Int. J. Radiat. Oncol. Biol. Phys. 15, 1043-1044, 1988
35. Rotte K.: Long-time results of HDR afterloading in comparison with radium therapy in endometrium cancer in Würzburg. In: 42., 218-221, 1987
36. Shimm D.S., Wang C., Fuller A.F., Nelson J.H., Nikrui N., Young R.H., Scully R.E.: Management of high-grade stage I Adenocarcinoma of the endometrium: hysterectomy following low dose external beam pelvic irradiation. Gynecol. Oncol. 23, 183-191, 1986
37. Sorbe B.G., Smeds A.C.: Postoperative vaginal irradiation with high dose rate afterloading technique in endometrial carcinoma stage I. Int. J. Radiat. Oncol. Biol.Phys. 18, 305-314, 1990
38. Sorbe B., Kjellgren O., Stenson S.: Prognosis of endometrial carcinoma stage I in two swedish regions. - A study with special regard to the effects of intracavitary irradiation with high-dose-rate afterloading technique or with low-dose-rate radium. Acta oncologica 29, 29-38, 1990
39. Stokes S., Bedwinek J., Breaux S., Kao M.-S., Camel M., Perez C.A.: Treatment of stage I adenocarcinoma of the endometrium by hysterectomy and irradiation: Analysis of complications. Obstet. Gynecol. 65, 86-92 1985
40. Surwit E., Joelsson I., Einhorn N.: Adjuvant radiation therapy in the management of stage I cancer of the endometrium. Obstet. Gynecol 58, 590-595, 1981
41. Vaeth J.M., Fontanesi J., Tralins A., Chauser B.: External radiation therapy of stage I cancer of the endometrium: A need for reappraisal of this adjunctive modality. Int. J. Radiat. Oncol. Biol. Phys. 15, 1291-1297, 1988
42. Vahrson H., Rauthe G. (eds.): High dose rate afterloading in the treatment of cancer of the uterus, breast and rectum. Urban u. Schwarzenberg, 1988
43. Vergote I., Kjorstad K., Abeler V., Vossli S. : Postoperative vaginal irradiation by high-dose-rate cobalt afterloading in stage I endometrial cancer: Experience from the norwegian radium hospital. In: 11., 103-107, 1991
44. Webb G.A., Lagios M.D.: Clear cell carcinoma of the endometrium. Am. J. Obstet. Gynecol. 156, 1486-1491, 1987

III. Zervixkarzinom

Therapie des Zervixkarzinoms in der Universitäts-Frauenklinik Freiburg 1975-1986

G. Teufel, H.-A. Ladner, A. Pfleiderer

Die Behandlung des Zervixkarzinoms in der Universitäts-Frauenklinik Freiburg 1975-1986 war geprägt von einer guten Zusammenarbeit zwischen Operateuren und gynäkologischen Radiologen, so daß die durchgeführte Therapie sich fachunabhängig nach den Gegebenheiten im Einzelfall richten konnte. Die derzeit bestehende Neigung, auch gut arbeitende gynäkologisch-radiologische Abteilungen aufzulösen, dürfte künftig einen erheblichen Einfluß auf die Therapie des Zervixkarzinoms haben und den Trend zur vorwiegend operativen Therapie weiter verstärken.

Gegenwärtig besteht weitgehender Konsens, daß im Stadium Ib/IIa der operativen Therapie und im Stadium IV der Bestrahlung der Vorzug zu geben ist. Bei einer Tumorausbreitung, die zwischen diesen beiden Extremen liegt, d.h. in den Stadien IIb und III, besteht derzeit keine Übereinstimmung über das optimale therapeutische Vorgehen [2,6,11,13,14,17]. Der Stellenwert der Operation, der Strahlentherapie bzw. der Kombination beider Behandlungen ist hier noch nicht genau abzuschätzen. Auch der mögliche Nutzen einer zytostatischen Therapie kann noch nicht abschließend beurteilt werden [22,25,28].

Ergebnisse: Krankengut

Während des Beobachtungszeitraumes war die Zahl der behandelten Frauen rückläufig. Dies mag mit Erfolgen der Vorsorge zusammenhängen, aber auch damit, daß die günstigen Tumorstadien zunehmend auch in kleineren Krankenhäusern der Umgebung behandelt werden. Insgesamt fällt auf, daß der Anteil operierter Patientinnen zunahm [26]. Dies ist darauf zurückzuführen, daß mehr und mehr auch alte und adipöse Patientinnen operiert wurden (Abb. 1).

Der Vorteil der Radikaloperation besteht darin, daß die wirkliche Tumorausdehnung recht genau erfaßt werden kann. Dies ist mit nicht-invasiven

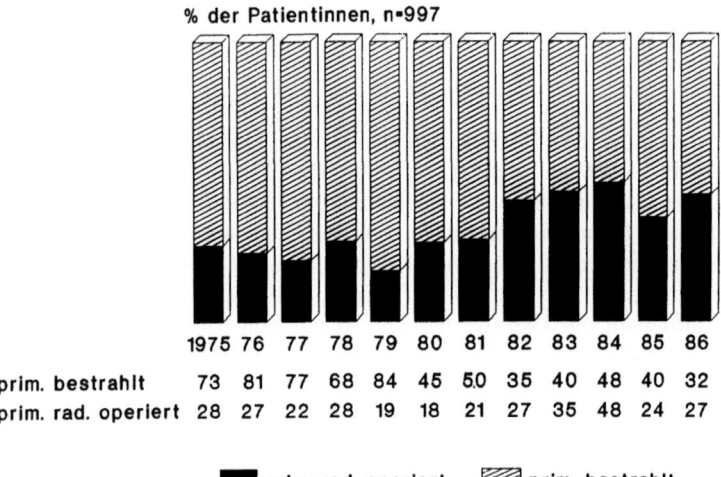

Abb. 1: Operation und Bestrahlung bei Zervixkarzinomen

diagnostischen Maßnahmen wie Inspektion, Palpation, intravenöses Pyelogramm, Lymphographie, Ultraschall, Computertomogramm und auch die Kernspintomographie nicht möglich. Der Vergleich der FIGO-Klassifikation, bei der auf invasive Diagnostik verzichtet wird, mit der wirklichen pathohistologisch nachgewiesenen Tumorausdehnung zeigt, daß z.B. im Stadium IIb nur in 31% der Fälle eine Übereinstimmung bestand, während 41% der Fälle über- und 28% der Tumoren unterschätzt wurden (Tabelle 1).

Ein weiterer Vorteil der Radikaloperation ist der kürzere stationäre Aufenthalt und die Möglichkeit der Erhaltung der Ovarien bei jungen Frauen, sofern auf eine postoperative Nachbestrahlung verzichtet wird. Eigene Erfahrungen zeigen zweifelsfrei, daß eine postoperative Nachbestrahlung den Patientinnen keinen Vorteil bringt, wenn die Tumoren auf die Zervix beschränkt sind [33,34]. Ob bei einer weiterreichenden Tumorausdehnung, d.h. einem zusätzlichen Tumorbefall von Vagina, Parametrien oder pelvinen Lymphknoten, stets eine postoperative Bestrahlung gerechtfertigt ist, wird derzeit noch kontrovers diskutiert.

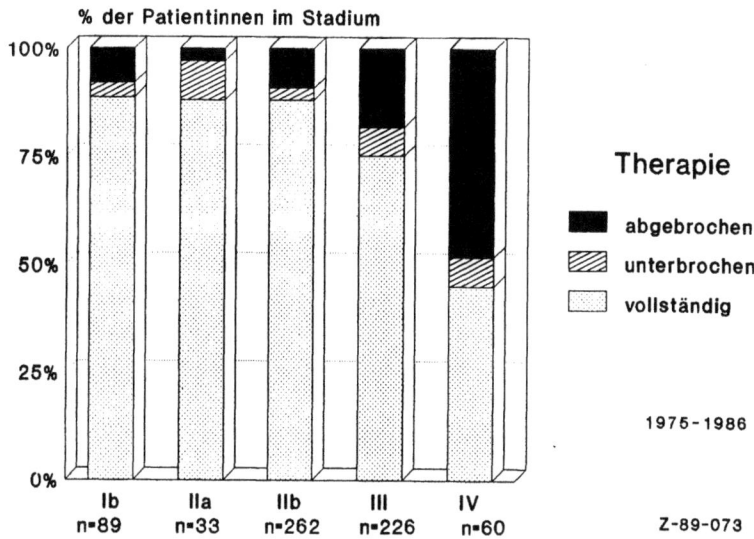

Abb. 2: Durchführung der primären Strahlentherapie bei Zervixkarzinomen

Tabelle 1: FIGO-Stadium und histologische Tumorausdehnung bei radikal operierten Zervixkarzinomen

FIGO-Stadium	Histologische Tumorausdehnung entsprechend FIGO-Stadium			
	I %	IIa %	IIb %	III %
I (n = 237)	<u>69</u>	7	9	15
IIa (n = 15)	13	<u>27</u>	20	40
IIb (n = 92)	27	14	<u>31</u>	28

49

Ein Nachteil der Bestrahlung besteht darin, daß sie nicht wie die Operation binnen Stunden beendet ist, sondern sich über einen Zeitraum von 5-6 Wochen erstreckt, wobei es zu Unterbrechungen der Therapie oder gar zum völligen Abbruch kommen kann. Dies ist zu berücksichtigen, wenn die kurative Potenz einer Strahlentherapie zu beurteilen ist. So beobachteten wir in unserem Kankengut in den Stadien Ib - IIb in 12% der Fälle, im Stadium III in 24% der Fälle und im Stadium IV sogar in ca. 52% der Fälle einen Therapieabbruch oder eine längere Therapieunterbrechung (Abb. 2), was zumeist auf den oftmals sehr reduzierten Allgemeinzustand der Patientinnen oder auf die Nebenwirkungen der Bestrahlung zurückzuführen ist.

Prognosefaktoren

Bei der Analyse der Prognosefaktoren zeigte sich, daß die reale Tumorausdehnung von zentraler Bedeutung ist. Ihre Erfassung setzt eine subtile histopathologische Aufarbeitung voraus. Dies bedeutet, daß die nachweisbare Tumorausdehnung von der praeoperativen und intraoperativen Diagnostik des Operateurs sowie der Sorgfalt des Pathologen abhängt. Da die Unterlassung von Therapiemaßnahmen wie z.B. einer postoperativen Nachbestrahlung genaues und zuverlässiges Wissen über die Prognosefaktoren voraussetzt, kommt ihrer Bestimmung ein hohes Maß an Verantwortung zu. Als wichtigste Prognosefaktoren bei invasiven Zervixkarzinomen erwiesen sich in unserem Kankengut

- Tumorgröße und Invasionstiefe
- Befall der Vagina
- Befall der Parametrien
- Befall der pelvinen Lymphknoten
- Befall der paraaortalen Lymphknoten
- Befall der supraclavicularen Lymphknoten
- Gefäß- und Lymphbahneinbrüche
- FIGO-Stadien
- Histologie und Grading

Die hier aufgelisteten Prognosefaktoren können nicht isoliert betrachtet werden. Sie stehen fast stets in einem inneren Zusammenhang und repräsentieren die »Biologie« oder die »Malignität« eines Tumors [4,31] (Tabelle 2). Die FIGO-Klassifikation ist bei kleinen Tumoren (Stadium I und II) ein relativ ungeeignetes Instrumentarium zur Abschätzung der Prognose im Einzelfall. Histologischer Typ und Grading haben nur eine untergeordnete

Tabelle 2: Lokale Tumorausdehnung bei Zervixkarzinomen und pelviner Lymphknotenbefall

Tumorausdehnung lokal	Zahl der befallenen Lymphknoten pelvin			
	n	0	1-3	≥3
Zervix	206	92%	5%	2%
Zervix u. Vagina	38	84%	13%	3%
Zervix u. Parametrium*	42	62%	33%	5%
Zervix u. Vagina u. Parametrium*	54	48%	39%	13%
	340	80,6%	15,0%	4,4%

FIGO-Stadium Ib n = 237, IIa n = 15, IIb n = 88
* Tumorbefall ein- oder beidseitig

Bedeutung [27]. Ein Befall der supraclaviculären Lymphknoten bedeutet eine infauste Prognose [10]. Bei einem Befall paraaortaler Lymphknoten kann in ca. 20% der Fälle eine Kuration entweder durch die paraaortale Lymphonodektomie oder eine Bestrahlung erreicht werden [5,36]. Eine Kombination von Operation und Bestrahlung sollte bei paraaortalem Befall wegen der zu erwartenden erheblichen Darmkomplikationen unbedingt unterlassen werden.

Bei einem Befall der pelvinen Lymphknoten verschlechtert sich die Prognose mit jedem zusätzlich befallenem Lymphknoten. So ergab sich in den Fällen ohne Befall der pelvinen Lymphknoten eine 5-Jahresüberlebenswahrscheinlichkeit von 91%, bei 1-2 befallenen Lymphknoten von 62%, bei 3-4 Lymphknoten von 44% und bei > 4 Lymphknoten von 35%.

Ein parametraner Befall verschlechtert die Prognose ebenfalls, wobei der einseitige Tumorbefall wesentlich günstiger abschneidet als der beidseitige Befall.

Die Infiltration des Zervixkarzinoms in die angrenzenden Teile der Vagina hat keinen wesentlichen Einfluß auf die Prognose, sofern eine weitergehende Tumorausdehnung sicher auszuschließen ist. Es zeigt sich jedoch, daß ein Befall der Vagina gleichsam der Spitze eines Eisberges häufig auf eine ausgedehntere Tumorausdehnung hinweist, die dann allerdings mit einer entsprechend schlechteren Prognose verbunden ist.

Schließlich ist zu berückichtigen, daß spezifische Prognosefaktoren die Effekte einer Strahlenbehandlung beeinflussen können [18a]. Darüber hinaus sollte stets eine individuelle Bestrahlungsplanung, auch in Abhängigkeit von der Strahlenansprechbarkeit des Tumors, durchgeführt werden.

Operative Technik

Die operative Strategie war in den beiden letzten Jahrzehnten in unserer Klinik nicht starr reglementiert. Sie richtete sich individuell nach der Tumorausdehnung. Bei der Resektion von Parametrien und Vagina wurde auf eine ausreichende »Sicherheitszone« geachtet. Das Parametrium wurde in Einzelfällen direkt an der Beckenwand abgesetzt.

Bei der beidseitigen pelvinen Lymphonodektomie wurden durchschnittlich 20,5 Lymphknoten entfernt und in 18–20 Stufen aufgearbeitet. Eine postoperative Kontrollaufnahme der Lymphographie sicherte die Qualität der Lymphonodektomie. Eine paraaortale Lymphonodektomie wurde bisher nur bei einigen Zervixkarzinomen durchgeführt. Gegenwärtig untersuchen wir Vor- und Nachteile der paraaortalen Lymphonodektomie bei über die Zervix hinaus ausgedehnten Karzinomen im Rahmen einer kooperativen Studie.

Strahlentherapie

Bei der Strahlentherapie erfolgte im Laufe des Beobachtungszeitraumes stets eine Anpassung an die Gegebenheiten im Einzelfall; dies auch im Verlauf der Strahlentherapie nach jeder Radiumeinlage. Der Einsatz von After-loading-Verfahren erfolgte nur in Einzelfällen, meist zur vaginalen Kontaktbestrahlung. Die primäre Strahlentherapie wurde zumeist kombiniert, d.h. mit 3 Radiumeinlagen im 14-tägigen Intervall in Form von Stift und Platte sowie einer externen Telekobaltbestrahlung mit einer Dosis von 45–50 Gy an der Beckenwand durchgeführt.

Bei einer Bestrahlung nach Radikaloperation wurden in der Regel die Beckenwände mit 50–55 Gy und die Beckenmitte mit ca. 44 Gy belastet. Bei vaginalem Befall erfolgte zusätzlich eine lokale Bestrahlung des Vaginalstumpfes mittels Radium bzw. Iridium, wobei im Punkt A zusätzlich 10–15 Gy appliziert wurden [35].

Wandel der Therapie

Der Beobachtungszeitraum ist gekennzeichnet durch eine zunehmende Neigung zur operativen Behandlung des Zervixkarzinoms. Noch Ende der 70-er Jahre wurde eine Indikation zur Strahlentherapie in den FIGO-Stadien Ib, IIa und selten auch bei zervixnaher Induration des Parametriums, also im Stadium IIb vor allem dann gesehen, wenn eine Kontraindikation für eine Strahlentherapie vorlag. Solche Kontraindikationen wurden bei gleichzeitig bestehenden Adnextumoren, großen Myomen, einer Schwangerschaft, großen exophytischen Zervixkarzinomen, vorausgegangenen ausgedehnten Konisationen und auch bei Adenokarzinomen wegen ihrer vermuteten geringeren Strahlensensibilität gesehen.

Bis zum Beginn der 80-er Jahre wurden nahezu alle radikal operierten Patientinnen einer Strahlenbehandlung unterzogen, auch wenn das Karzinom nur auf die Zervix beschränkt war. Dies bedeutet im Vergleich zu einer primären Strahlentherapie eine Verlängerung der Behandlungsdauer und ein zusätzliches Risiko durch die Radikaloperation.

Bei radikal operierten Patientinnen wird man nur dann mit einer Nachbestrahlung eine Verbesserung der Heilungsergebnisse erzielen können, wenn Tumorreste im Strahlenfeld zurückgeblieben sind und keine systemische Ausbreitung vorliegt. Diese Überlegung führte zwangsläufig zu der Frage, ob bei kleinen umschriebenen Tumoren, von denen aufgrund einer subtilen pathohistologischen Aufarbeitung angenommen werden darf, daß sie vollständig entfernt wurden, eine postoperative Strahlentherapie zu rechtfertigen ist. Bei einem ausgedehnteren Befall der Parametrien und/oder pelvinen Lymphknoten war wiederum zu fragen, ob eine lokale Maßnahme wie die Strahlentherapie sinnvoll ist, wenn in einem großen Teil der Fälle mit einer über das Bestrahlungsgebiet hinausreichenden Tumorausdehnung zu rechnen ist.

Als etwa 1980 klar wurde, daß bei Karzinomen, die auf die Zervix begrenzt sind, auf eine postoperative Bestrahlung verzichtet werden kann, wurden die Vorteile des operativen Vorgehens mehr und mehr augenfällig, zumal sich auch die perioperativen Rahmenbedingungen verbessert hatten. Beim Vergleich des Zeitraumes 1975-1979 mit dem Zeitraum 1980-1986 wird diese Tendenz deutlich (Abb. 3). So steigt der Anteil operierter Patientinnen im Stadium Ib von zuvor 61% auf 81% und im Stadium IIb von 7% sogar auf 41% an.

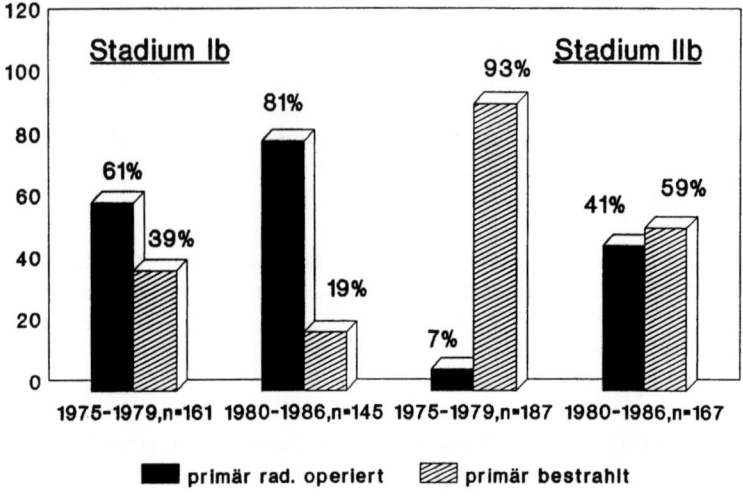

Abb. 3: Wandel der operativen Therapie bei Zervixkarzinomen

Tabelle 3: Radikal operierte Zervixkarzinome Stadium IIb - Zusammensetzung des Krankengutes

	FIGO-Stadium IIb 1975-79	1980-87
Alter	43 Jahre	48 Jahre
Übergewicht	-0,6 kg	+4,2 kg
Tumor nur in Zervix	23%	25%
	n = 13	n = 79

Der zunehmend größere Anteil operierter Patientinnen in den Stadien Ib, IIa und IIb rekrutierte sich vor allem aus älteren und adipösen Patientinnen, bei denen früher auf eine Operation verzichtet worden war. Abgesehen davon änderte sich die Indikation zur Operation im Stadium IIb nicht. Insbesondere wurden im 2. Zeitraum nicht mehr Patientinnen mit parazervikaler Induration operiert als im ersten. Bei einer weitergehenden parametranen Induration wurde der Bestrahlung der Vorzug gegeben (Tabelle 3).

Als Indikation für eine primäre Strahlentherapie in den Stadien Ib, IIa und günstigen Stadien IIb wurde in unserer Klinik zunehmend nur noch ein schlechter Allgemeinzustand und ein unvertretbar hohes Operationsrisiko gesehen.

Ausdehnung und Prognose

Die 5-Jahresüberlebenswahrscheinlichkeit aller 995 behandelten Patientinnen mit Zervixkarzinom im Jahre 1975-1986 beträgt 56% unter Berücksichtigung aller Todesursachen. Die Analyse der Todesfälle zeigt, daß 9% der Patientinnen nicht am Tumor sondern an anderen Ursachen verstorben sind. Die Differenz der 5-Jahresüberlebenswahrscheinlichkeit zwischen Gesamtmortalität und tumorbezogener Mortalität liegt bei den operierten Frauen nahe 0%, bei den bestrahlten Frauen, die durchschnittlich 18 Jahre älter sind, bei 10-15%. Hieraus ergibt sich, daß die Gesamtmortalität für einen Vergleich der Effektivität von Operation und Bestrahlung nicht taugt. Besser für einen Vergleich ist die karzinombezogene Mortalität geeignet. Bei ihr besteht jedoch das Problem, daß die Todesursache nicht in allen Fällen zweifelsfrei feststeht. Deshalb entschlossen wir uns zusätzlich zu der gebräuchlichsten Bestimmung der Prognose, die sämtliche Todesursachen mit einbezieht (Gesamtprognose), eine weitere Auswertung durchzuführen, die nur den Tod am Karzinom (karzinombezogene Prognose) berücksichtigt. Auf diese Weise kann die altersbedingte Minderung der Prognose weitgehend eliminiert werden (Abb. 4).

Die Prognose ist erwartungsgemäß abhängig von der Ausdehnung der Zervixkarzinome. Betrachtet man die gesamte Überlebenswahrscheinlichkeit in den einzelnen FIGO-Stadien, unabhängig von der Therapie, so zeigt sich, daß wir im Stadium Ia keine Patientin am Karzinom verloren haben. Die Prognose im Stadium Ib und IIa ist mit einer karzinombezogenen 5-Jahresüberlebenswahrscheinlichkeit von 87% bzw. 84% nahezu identisch.

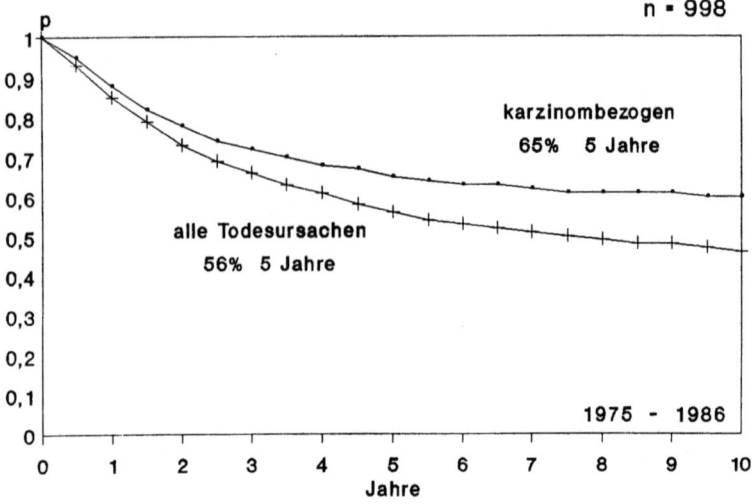

Abb. 4: Prognose aller Patientinnen mit Zervixkarzinom

Die gesamte 5-Jahresüberlebenswahrscheinlichkeit im Stadium IIb beträgt 60%, die tumorbezogene 69%. Bemerkenswert schlechter sind die Ergebnisse im Stadium III. Hier überlebten nur 22% 5 Jahre, wobei 10% nicht am Zervixkarzinom, sondern an interkurrenten Erkrankungen verstorben waren. Auch im Stadium IV ist der Therapieerfolg mit einer 5-Jahresüberlebenswahrscheinlichkeit von 8% sehr unbefriedigend, zumal nur 4% nicht am Zervixkarzinom d.h. an anderweitigen Ursachen verstorben waren. Dabei ist allerdings zu berücksichtigen, daß im Stadium III die Strahlentherapie nur in 70%, im Stadium IV nur in 42% entsprechend dem vorgesehenen Therapiekonzept durchgeführt werden konnte (Abb. 5 mit Tabelle).

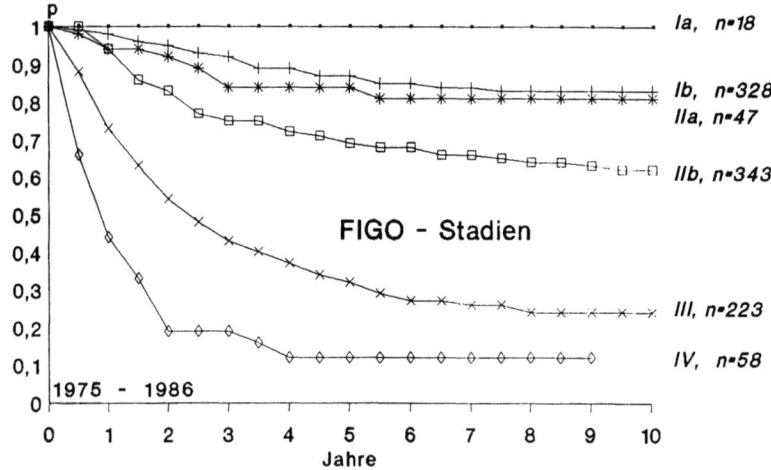

Abb. 5: Karzinombezogene Überlebenswahrscheinlichkeit bei Zervixkarzinom

Tabelle zu Abb. 5: Prognose aller Patientinnen mit Zervixkarzinom unabhängig von der Therapie

FIGO-Stadien	5-Jahresüberlebenswahrscheinlichkeit		
		karzinom-bezogen	gesamt
	n	%	%
Ia	18	100	81
Ib	328	87	81
IIa	47	84	78
IIb	343	69	60
III	223	32	22
IV	58	12	8

Therapie und Prognose

Will man den Erfolg von Operation, Strahlentherapie oder einer Kombination beider Therapien vergleichen, so gilt es, die wichtigsten Gegebenheiten in den einzelnen Gruppen zu berücksichtigen, wie z.B. die Tumorausdehnung, das unterschiedliche Durchschnittsalter und die unterschiedlich häufigen Therapieabbrüche.

Bis 1980 waren in unserer Klinik nahezu alle radikal operierten Patientinnen postoperativ bestrahlt worden, seit 1980 nur noch, wenn die Tumoren über die Zervix hinausgewachsen waren. Da die Prognose in diesen beiden historischen Gruppen gleich ist, entfällt die Rechtfertigung für eine postoperative Nachbestrahlung bei Karzinomen, die nachweislich auf die Zervix beschränkt sind. Dies gilt unter der Voraussetzung, daß die genaue Tumorausdehnung mittels einer subtilen pathohistologischen Aufarbeitung des Operationspräparates einschließlich der pelvinen Lymphknoten erfaßt wird.

Zur Wirksamkeit einer postoperativen Bestrahlung bei ausgedehnteren Tumoren, d.h. bei Tumoren, die sich über die Zervix hinaus im kleinen Becken ausgedehnt hatten, können wir anhand unseres Krankengutes keine Stellung beziehen. Da diese Patientinnen nahezu ausnahmslos postoperativ nachbestrahlt wurden, fehlt eine vergleichbare nicht bestrahlte Gruppe. Hinzu kommt, daß solche Fälle bei der früher restriktiven Indikationsstellung zur Radikaloperation selten waren. Der zunehmende Trend zur Radikaloperation wird jedoch dazu führen, daß diese ausgedehnteren Tumoren bei radikal operierten Frauen häufiger vorkommen und damit die Klärung der Frage einer optimalen Nachbehandlung erleichtert wird.

Im *Stadium Ib* ist die Prognose zumindest bis zum 5. Jahr nahezu unabhängig von der gewählten Therapie. Am Zervixkarzinom sterben 13–15% der Patientinnen. Längerfristig scheinen jedoch radikal operierte Patientinnen günstiger abzuschneiden. Ob diese etwas bessere Langzeitprognose der radikal operierten Frauen auf die Art der Therapie und die Auswahl der Patienten zurückzuführen ist, muß offen bleiben (Abb. 6a).

Die primäre Strahlentherapie konnte im Stadium Ib in 7 Fällen nicht vollständig durchgeführt werden. Von 4 dieser Patientinnen, bei denen allein durch die lokale Bestrahlung im Punkt A 58 Gy oder mehr appliziert wurden, verstarb nur eine an unklarer Ursache innerhalb von 5 Jahren. Die anderen 3 Patientinnen hatten durch die Unterlassung der externen Hochvoltbestrahlung offensichtlich keinen Nachteil.

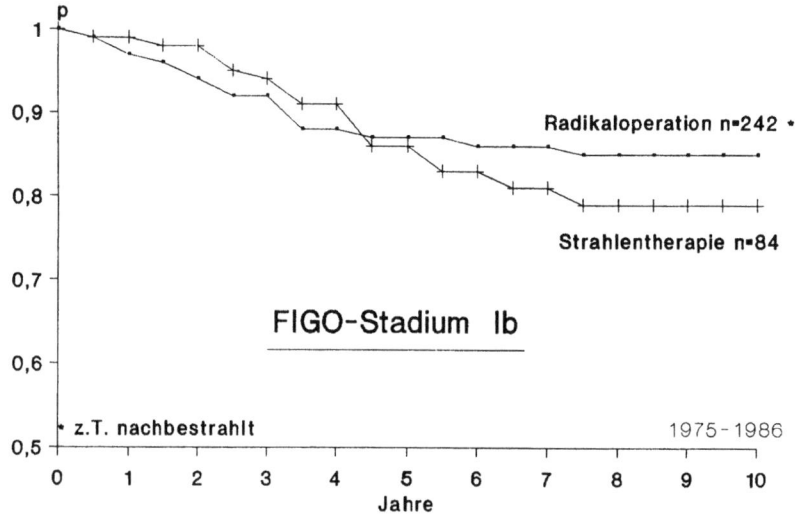

Abb 6a: Karzinombezogene Überlebenswahrscheinlichkeit bei Zervixkarzinom abhängig von der Therapie, FIGO-Stadium Ib

Im *Stadium IIa* hatten die operierten Patientinnen eine etwas bessere 5-Jahresüberlebenswahrscheinlichkeit als die Bestrahlten. Während nur 8% der Operierten am Karzinom sterben, sind es bei den bestrahlten Patientinnen 20%. Retrospektiv muß offen bleiben, ob die Ursache für diese unterschiedliche Prognose in der unterschiedlichen Therapie oder in der unterschiedlichen Auswahl der Patientinnen für die einzelnen Therapiearten zu sehen ist. Man muß wahrscheinlich davon ausgehen, daß die günstigen Fälle mit geringer Beteiligung des Scheidengewölbes operiert und die ausgedehnteren Tumoren der Bestrahlung zugeführt wurden. Diese Vermutung läßt sich jedoch in unserer retrospektiven Untersuchung nicht zweifelsfrei erhärten.

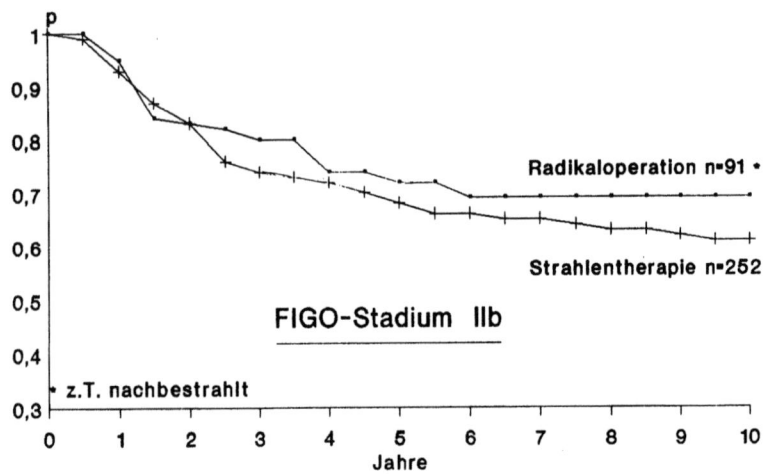

Abb. 6b: Karzinombezogene Überlebenswahrscheinlichkeit bei Zervixkarzinom abhängig von der Therapie, FIGO-Stadium IIb

Tabelle 4: Prognose von Zervixkarzinomen Stadium IIb in Abhängigkeit vom Tastbefund des Parametriums und der Therapie

Therapie / Tumorausdehnung	5-Jahresüberlebenswahrscheinlichkeit		
	n	karzinom-bezogen %	gesamt %
Radikaloperation (Induration parazervikal)	91	72	72
Strahlentherapie (Induration parazervikal)	174	68	59
Strahlentherapie (Induration ausgedehnter als parazervikal)	53	67	57

Im *Stadium IIb* ist die tumorbedingte Mortalität der primär bestrahlten Patientinnen kaum höher als die der radikal operierten. Dieses Ergebnis ist insofern erstaunlich, als sich die Auswahl der Patientinnen für die verschiedenen Therapien u.a. auch an der tastbaren Tumorausdehnung orientierte. Tumoren mit geringer Induration der Parametrien (paracervikale Induration) wurden nach Möglichkeit operiert, ausgedehntere Fälle hingegen der Strahlentherapie zugeführt (Abb.6b). Die langfristig geringfügig besser erscheinende tumorbezogene Prognose der radikal operierten Patientinnen dürfte wohl weniger auf eine geringere kurative Potenz der primären Strahlentherapie zurückzuführen sein als vielmehr auf die Art der Patientinnenauswahl und die Tatsache, daß 10% der Fälle nicht entsprechend der ursprünglichen Planung komplett bestrahlt werden konnten.

Die tumorbezogene 5-Jahresüberlebenswahrscheinlichkeit beträgt bei den primär operierten Fällen (mit ausschließlich parazervikaler Induration) 72% (n=91), bei den primär bestrahlten Patientinnen mit vergleichbarer Tumorausdehnung 68% (n=174) und bei Patientinnen mit einer mehr als parametran ausgedehnten Induration die ebenfalls primär bestrahlt worden waren 67% (n=67). Berücksichtigt man hingegen alle Todesursachen, so ist die Prognose bei den operierten Patientinnen unverändert, d.h. daß nahezu alle Todesfälle tumorbedingt sind. Bei den bestrahlten Patientinnen wird die Gesamtprognose durch 9-10% interkurrente Todesfälle belastet (Tabelle 4).

Das Rezidiv

Die Ansicht, daß Rezidive eines Zervixkarzinoms eine sehr schlechte Prognose haben, ist zwar richtig [29], bedarf jedoch in 2 Punkten einer differenzierteren Betrachtung. Lokalrezidive von kleinen Zervixkarzinomen nach einer kombinierten Strahlentherapie haben eine kurative Chance, wenn es gelingt, mit einer sekundären Radikaloperation den Tumor in toto zu entfernen. Solche Fälle sind heute selten geworden, da sie zumeist schon primär einer Radikaloperation unterzogen werden. Bei der Analyse sekundärer Radikaloperationen zeigte sich, daß von 7 Patientinnen mit einem umschriebenen Lokalrezidiv nach vorausgegangener Strahlentherapie 5 mehr als 5 Jahre überlebten. Dabei kristallisierte sich heraus, daß die Indikation für einen derart riskanten Eingriff nur gegeben ist, wenn nach sorgfältiger präoperativer Diagnostik mit großer Wahrscheinlichkeit erwartet werden darf, daß der lokale Rezidivtumor insgesamt entfernt werden kann.

Lokalrezidive bei radikal operierten aber postoperativ nicht nachbestrahlten Patientinnen können ebenfalls in ca. 40% der Fälle geheilt werden, wenn es gelingt, das Rezidiv frühzeitig zu entdecken und operativ sowie strahlentherapeutisch konsequent zu behandeln. So konnten 2 von 5 Patientinnen mit einem Rezidiv bei primär auf die Zervix begrenzten Karzinomen (n=57), die postoperativ nicht nachbestrahlt worden waren, geheilt werden, während alle 4 Patientinnen mit Rezidiv nach postoperativer Bestrahlung (n=47) inkurabel waren. Bei Patientinnen mit Therapiechancen im Falle eines Rezidivs sollten deshalb vor allem in den ersten Jahren nach Abschluß der Primärtherapie engmaschige Kontrolluntersuchungen mit begleitender Kontrolle der Tumormarker SCC und CEA durchgeführt werden.

Diskussion

Die Therapie der Wahl im Stadium Ib/IIa ist heute die Radikaloperation. Die Vorteile sind zu sehen in einer möglichen Vermeidung der Kastration bei jungen Frauen, einem verkürzten stationären Aufenthalt sowie einer Vermeidung möglicher Komplikationen einer Strahlentherapie [8,18,23,32].

Nach unseren Erfahrungen ist in ca. 69% dieser Fälle das Karzinom auf die Zervix beschränkt, so daß ohne Nachteile für die Patientinnen auf eine postoperative Nachbestrahlung verzichtet werden kann. Möglicherweise kann auch in den übrigen Fällen, in denen die pathohistologische Untersuchung eine weitergehende Tumorausdehnung ergeben hat, teilweise auf eine Nachbestrahlung verzichtet werden. Hier ist die Situation derzeit noch unklar und sehr unübersichtlich. Bei einem Verzicht auf eine Nachbestrahlung in diesen Fällen sind aber unbedingt engmaschige Nachkontrollen mit Bestimmung der Tumormarker (CEA, SCC) angezeigt, um ein etwaiges Rezidiv möglichst früh erfassen und mit Aussicht auf Erfolg behandeln zu können (Tabelle 5).

Bei der Behandlung der »günstigen« Stadium IIb - Fälle (parazervikale Induration) kann in gleicher Weise vorgegangen werden wie im Stadium Ib und IIa. Allerdings sollte man sich im Klaren sein, daß sich bei der pathohistologischen Aufarbeitung der Operationspräparate häufiger Tumoren nachweisen lassen werden, die die Zervix überschritten haben. In diesen Fällen stellt sich dann die Frage, ob eine weitere Therapie vorteilhaft sein könnte. Entschließt man sich hier zu einer postoperativen Nachbestrahlung, so geht der erhoffte Vorteil der Operation wieder verloren und die

Tabelle 5: Radikaloperation und Nachbestrahlung von Zervixkarzinomen abhängig von der Tumorausdehnung

	FIGO-Stadium	
	Ib	IIb
Keine Bestrahlung Zervix*	69%	27%
Bestrahlung bisher		
Zervix + Vagina*	7%	14%
Zervix + Parametrien*	6%	14%
Zervix + Vagina + Parametrien*	4%	17%
Pelvine Lymphknoten 1-3	13%	20%
Pelvine Lymphknoten >3	2%	8%
	n = 237	n = 88

* pelvin nodal negativ

Patientinnen haben dann sowohl die Belastungen der Operation als auch der Bestrahlung zu tragen. In diesen Fällen wäre rückblickend die primäre Strahlentherapie vielfach die bessere Alternative gewesen. Deshalb empfiehlt es sich, präoperativ mit den Patientinnen Vor- und Nachteile der einzelnen Behandlungskonzepte genau zu besprechen [3,7,8,11,12,15,16,18].

Bei den ungünstigeren Stadium IIb - Fällen (ausgedehntere parametrane Induration) bietet sich die primär kombinierte Strahlentherapie an. Manche Arbeitsgruppen neigen aber auch in diesen Fällen zu einer Staging-Laparotomie, um sich intraoperativ ein genaues Bild über die wirkliche Tumorausdehnung machen zu können und gegebenenfalls den Tumor in toto zu entfernen [1,19,20,24,30,37]. Dies bedeutet, daß in einem Teil der Fälle solche Operationen im Sinne einer Inspektionslaparotomie ohne Tumorentfernung beendet werden muß. Es wird abzuwarten sein, ob diese extensiven operativen Konzepte Vorteile bieten. Einigkeit besteht dahingehend, daß eine makroskopisch unvollständige Tumorresektion vermieden werden sollte. Eine primäre Strahlentherapie, evtl. in Kombination mit einer zytostatischen Therapie, wäre dann die Methode der Wahl [9].

In den Stadien III und IV haben wir bisher der Strahlentherapie den Vorzug gegeben. Dabei ist klar, daß in diesen Fällen das Wissen über die wirkliche Tumorausdehnung oftmals unzureichend ist. Pelviner, paraaortaler und auch intraabdominaler Befall können kaum zuverlässig beurteilt werden. Auch in diesen Fällen wird man künftig zu überlegen haben, ob eine Staging-Laparotomie nicht doch sinnvoll sein könnte, um die wirkliche Tumorausdehnung abzuklären.

Die Freiburger Ergebnisse der Strahlentherapie wurden mit Telekobalt und Radium erzielt. Inwieweit sich durch die nach 1986 erfolgte Einführung von Kurzzeit- und Langzeit-Afterloadingverfahren die Ergebnisse ändern, ist derzeit noch nicht abzusehen.

Bei der Nachsorge kommt es darauf an zu unterscheiden, ob eine Patientin im Falle eines Lokalrezidivs eine Chance auf Heilung hat oder nicht. Aufgrund unserer Untersuchungen sehen wir eine solche Chance bei radikal operierten, postoperativ aber nicht nachbestrahlten Patientinnen und bei primär bestrahlten Patientinnen, bei denen im Rahmen einer sekundären Radikaloperation der lokale Rezidivtumor in toto entfernt werden kann. Bei diesen Patientinnen erscheint eine engmaschige Nachsorge mit Bestimmung geeigneter Tumormarker notwendig und sinnvoll.

Literatur

1. Averette H.E., Sevin B.U., Girtanner R.E., Ford J.H.: Prätherapeutische Staging-Laparotomie beim Zervixkarzinom. Gynäkologe 14: 164-169, 1981
2. Baltzer J., Köpcke W., Lohe K.J., Kaufmann C., Ober K.G., Zander J.: Die operative Behandlung des Zervixkarzinoms. Geburtsh.Frauenheilk. 44: 279-285, 1984
3. Baltzer J., Lohe K.J., Zander J.: Postoperative Strahlentherapie beim primär operierten Zervixkarzinom ja oder nein? In: Hepp H., Scheidel P., Monaghan J.M. (Hrsg.). Die paraaortale Lymphonodektomie. Urban und Schwarzenberg, München-Wien-Baltimore. S. 102-108, 1988
4. Baltzer J.: Die Bedeutung der Prognosefaktoren für die Therapie des Zervixkarzinom In: Therapie des Zervixkarzinoms. Teufel G., Pfleiderer A. Ladner H.A. (Hrsg.) Springer Verlag, Heidelberg S. 33-42, 1990
5. Bauer M., Schulz-Wendtland R., Ladner H.A.: Gibt es Indikationen für die paraaortale Strahlentherapie? In: Therapie des Zervixkarzinoms. Teufel G., Pfleiderer A., Ladner H.A. (Hrsg.) Springer Verlag, Heidelberg S. 256-263, 1990
6. Bernaschek G., Schaller A.: Operieren oder Bestrahlen des Zervixkarzinoms im Stadium IIb. Geburtsh.Frauenheilk. 43: 755-758, 1983

7. Bleker O.P., Ketting B.W., van Wayjen-Eecen B., Kloosterman G.J.: The Significance of microscopic involvement of the parametrium and/or pelvic lymph nodes in cervical cancer stages Ib and IIa. Gynecol.Oncol. 16: 56-62, 1983
8. Boice J.D., Day N.E., Andersen A. u.a.: Cancer risk following radiotherapy of cervical cancer: a preliminary report. In: Boice D.J., Fraumeni J.F. (Hrsg). Radiation cancerogenesis: epidemiology and biological significance. Raven Press, New York S. 161-179, 1984
9. Combes P.F., Daly N.J., Horiot J.C., Achille E., Keiling R., Pigneux J., Pourquier H., Rozan R., Schraub S., Vrousos C.: Results of radiotherapy alone in 581 patients with stage II carcinoma of the uterine cervix. Internat.J.Oncol.Biol.Phys. 11: 463-471, 1985
10. Di Paolo M., Breuel C., Engelmann T.W., Tulusan A.H., Lang N.: Die Skalenusbiopsie: Eine Erweiterung der Ausbreitungsdiagnostik beim Zervixkarzinom. In: Therapie des Zervixkarzinoms. Teufel G., Pfleiderer A. Ladner H.A. (Hrsg.) Springer Verlag, Heidelberg S. 204-208, 1990
11. DiSaia P.: Surgical aspects of cervical carcinoma. Cancer 48: 584-559, 1981
12. Grimm D., Glaser F.H., Heider K.M., Salewski D.: Zur Strahlentherapie des Zervixkarzinoms - Behandlungsergebnisse und intestinale Nebenwirkungen. Radiobiol.Radioth. 25: 263-271, 1984
13. Gynning I., Johnsson J.E., Alm P., Tropé C.: Age and prognosis in stage Ib squamous cell carcinoma of the uterine cervix. Gynecol.Oncol. 15: 18-20, 1983
14. Hansen M..K.: Surgical and combination therapy of cancer of the cervix uteri stages Ib and IIa. Gynecol.Oncol. 11: 275-287, 1981
15. Hogan W.M., Littman P., Griner L., Miller C.L., Mikuta J.J.: Results of radiotherapy given after radical hysterectomy. Cancer 49: 1278-1285, 1982
16. Inoue T., Morita K.: 5-Year-Survival of postoperative extended-Field irradiation on 76 Patients with nodal metastases from cervical carcinoma stages Ib to IIIb. Cancer 61: 2009-2014, 1988
17. Iversen T.: Carcinoma of the cervix stage IV treatment problems. Gynecol.Oncol. 21: 42-45, 1985
18. Jäger N.: Maßnahmen zur Vermeidung und Behandlung von Lymphozelen nach retroperitonealer Lymphadnektomie. Symposium Fibrinklebung in der Frauenheilk. und Geburtsh., Heidelberg 20.3.1987
18a. Ladner H.-H.: Prognosefaktoren für die Strahlentherapie. In: Teufel G., Pfleiderer A., Ladner H.-A., (Hrsg.): Therapie des Zervixkarzinoms. Springer Verlag, Heidelberg, 44-58, 1990
19. Lagasse L.D., Creasman W.T., Shingleton H.M., Ford J.D., Blessing J.A.: Results and complications of operative staging in cervical cancer: Experience of the Gynecologic Oncology Group. Gynecol.Oncol. 9: 90-98, 1980

20. LaPolla J.P., Schlaerth J.B., Gaddis O., Morrow C.P.: The influence of surgical staging in the evaluation and treatment of patients with cervical carcinoma. Gynecol.Oncol. 24: 194-206, 1986
21. Larson D.M., Stringer C.A., Copeland L.J., Gershenson D.M., Malone J.M., Rutledge F.N.: Stage I cervical carcinoma treated with radical hysterectomy and pelvic lymphadenectomy: role of adjuvant radiotherapy. Obstet.Gynecol. 69: 378-381, 1987
22. Morrow C..P.: Is pelvic radiation beneficial in the post operative management of stage Ib squamous cell carcinoma of the cervix with pelvic node metastasis treated by radical hysterectomy and pelvic lymphonodektomy? Panel report. Gynecol.Oncol. 10: 105-110, 1980
23. Murohashi I.: Leukemia in Patients following radiotherapy for malignant neoplasms in the pelvic region. Leukemia research 9: 1201-1208, 1985
24. Noguchi H., Shiozawa K., Tsukamoto T., Tsukahara Y., Iwai S., Fukuta T.: The postoperative classifikation for uterine cervical cancer and its clinical evaluation. Gynecol.Oncol. 16: 219-231, 1983
25. Ober K.G.: Die abgestufte operative Therapie des Zervixkarzinoms. Geburtsh.Frauenheilk. 38: 671-684, 1978
26. Pfleiderer A.: Das Zervixkarzinom heute. In: Therapie des Zervixkarzinoms. Teufel G., Pfleiderer A., Ladner H.A. (Hrsg.) Springer Verlag, Heidelberg S. 3-5, 1990
27. Prempree T., Amornmarn R., Wizenberg M.: A therapeutic approach to primary adenocarcinoma of the cervix. Cancer 56: 1264-1268, 1985
28. Sardi J.E., DiPaola G.R., Cachau A., Ortiz O.C., Sananes C., Giaroli A., Martins D., Peluffo M.: A possible new trend in the managment of the carcinoma of the cervix uteri. Gynecol.Oncol. 25: 139-149, 1986
29. Schulz-Wendtland R., Bauer M., Teufel G., Ladner H.A., Henne K.W.: Zervixkarzinom-Rezidive und ihre Behandlung an der Universitäts-Frauenklinik Freiburg in den Jahren 1976 bis 1985. In: Das Rezidiv in der gynäkologischen Onkologie. Meerpohl H.G., Pfleiderer A., Profous Chr.Z. (Hrsg.) Springer Verlag, Heidelberg S. 159-168, 1990
30. Sevin B.U.: Die prätherapeutische Staginglaparatomie. In: Hepp H., Scheidel P., Monaghan J.M. (Hrsg.). Die paraaonale Lymphonodektomie. Urban und Schwarzenberg, München-Wien-Baltimore S. 19-31, 1988
31. Stanhope C.R., Smith J.P., Wharton J.T., Rutledge F.N., Fletcher G.H., Gallager H.S.: Carcinoma of the cervix: the effect of age on survival. Gynecol.Oncol. 10: 188-193, 1980
32. Streyker A.J., Bartholomew M., Velkley D.E., Cunningham D.E., Mortel L., Craycraft G., Shaffer J.: Bladder and rectal complications following radiotherapy for cervix cancer. Gynecol.Oncol. 29: 1-11, 1988

33. Teufel G., Pfleiderer A., Ladner H.A.: Die Operation nach Wertheim-Meigs bei Zervixkarzinomen und das Problem der Nachbestrahlung. In: Kaiser R. (Hrsg.). Klinische Forschung in der Gynäkologie und Geburtshilfe. Thieme Stuttgart S. 86-87, 1985
34. Teufel G., Schwörer D., Kleine W., Senst A., Kaufmehl K., Pfleiderer A.: Die Radikaloperation im Therapiekonzept des invasiven Zervixkarzinoms. In: Hilgarth M., Mönig-Schuth M. (Hrsg.) S. 497-509, Festschrift 65. Geburtstag Prof. Hillemanns, Druckerei am Fischmarkt, Konstanz, 1988
35. Teufel G., Nestle U., Senst A., Kaufmehl K., Kleine W., Pfleiderer A.: Ist die Radikaloperation im Stadium IIb zu rechtfertigen? In: Therapie des Zervixkarzinoms. Teufel G., Pfleiderer A., Ladner H.A. (Hrsg.) Springer Verlag, Heidelberg S. 153-169, 1990
36. Teufel G., Fraedrich G.: Paraaortale Lymphonodektomie bei Zervixkarzinomen. In: Therapie des Zervixkarzinoms. Teufel G., Pfleiderer A., Ladner H.A. (Hrsg.) Springer Verlag, Heidelberg S. 190-202, 1990
37. Welander C.E., Pierce V.K., Nori D., Hilaris B.S., Kosloff C., Clark D.G.C., Jones W.B., Kim W.S., Lewis J.L.: Pretreatment laparotomy in carcinoma of the cervix. Gynecol.Oncol. 12: 336-347, 1981

Postoperative Strahlentherapie des Zervixkarzinoms

J. Bahnsen, H.-J. Frischbier

Bei der Bewertung der Strahlentherapie nach einer radikalen Operation eines Zervixkarzinoms sind wir in der mißlichen Lage, daß es gegenwärtig weltweit keine randomisierte Studie gibt, welche unter gleichen operativen Bedingungen nach dem Zufallsprinzip bestrahlt oder nicht bestrahlt hat. Eine solche Studie ist gegenwärtig nicht planbar. Bisherige nicht randomisierte Untersuchungen zeigten fast übereinstimmend, eine geringere Überlebensrate nach Strahlentherapie, gegenüber Fällen ohne Strahlentherapie [1,7]. Daraus ziehen verschiedene operativ tätige Gynäko-Onkologen den Schluß, daß lediglich die Erhöhung der operativen Radikalität die Ergebnisse verbessern kann. Eine Radikalität um jeden Preis nimmt andererseits dem Strahlentherapeuten die Möglichkeit, tumorwirksame Dosen einzustrahlen, ohne unerträglich hohe Komplikationsraten in Kauf nehmen zu müssen.

Um aus dieser festgefahrenen Situation einen Ausweg zu finden, sollen die tiefgreifenden Veränderungen beim Kollumkarzinom in den letzten Jahrzehnten betrachtet werden (Tabelle 1). Die intensive Krebsvorsorge hat zu einem starken Rückgang der Inzidenz invasiver Kollumkarzinome geführt. Dieser Rückgang ließ die Zahl radikaler Operationen drastisch sinken. Auch wurde es immer schwerer, die erforderliche Fallzahl zusammen zu bekommen, um klinisch aussagekräftige Studien durchführen zu können. Allerdings hat die erfolgreiche Vorsorgeuntersuchung mit Vaginalzytologie nicht zu einem Verschwinden fortgeschrittener invasiver Kollumkarzinome geführt, da die Akzeptanz der Vorsorge zur Zeit stagniert. Es bildete sich in der Stadienverteilung ein Gipfel früher Fälle aus, die eine Radikaloperation nicht benötigen und ein Gipfel verschleppter Fälle, die überwiegend nicht operabel sind. Auf den Einsatz diagnostischer Methoden soll hier nicht eingegangen werden, da sie bereits früher systematisch abgehandelt wurden. Es sei hier nur vermerkt, daß mit der Verbesserung praetherapeutischer bildgebender Verfahren die Tumorausdehnung auch ohne Radikaloperation festgestellt werden kann. Fortschritte der operativen Behandlung haben die therapeutischen Entscheidungen wesentlich verändert. Ober [6] hat in einem Beitrag »Die Entwicklung der Chirurgie des

Tabelle 1: Faktoren, die zu einer Neuorientierung der Behandlungsstrategie beim Zervixkarzinom führten [3]

Rückgang der Inzidenz
Stagnation der Akzeptanz von Vorsorguntersuchungen
Einsatz diagnostischer Methoden zum Stading
Fortschritte bei der operativen Behandlung
Fortschritte bei der Radiotherapie
Kombinierte Behandlung mit Zytostatika

Tabelle 2: Operative Behandlung des Zervixkarzinoms [1]

Zahl	Universitätsklinik
331	Köln
405	Erlangen
266	Heidelberg
110	München I

1092 Patientinnen von 1958 bis 1984

33,4% perkutan bestrahlt
13,6% zusätzlich Radium

Zervixkarzinoms 1940 bis 1980« die wesentlichen Veränderungen klar skizziert. Der Anteil der operablen Frauen ist von 40 auf 80% gestiegen, die Mortalität von 15 auf 0,5% gesunken, während die Zahl der Fisteln von 10 auf 0,5% abgenommen hat. Daraus wird ein Heilungszuwachs von 20% konstatiert. Im Gegensatz dazu zeigen die Ergebnisse des Annual Reports [7], daß sich von 1950 bis 1982 die Mortalität im günstigen Stadium I lediglich um 5% verringert hat. Daher kommt Käser [5] zu einer viel kritischeren Bewertung und meint, die Verbesserung der Fünfjahres-Ergebnisse im wesentlichen der besseren Vorsorge zuschreiben zu können. Die sehr optimistische Bewertung der operativen Therapie des Kollumkarzinoms wird dadurch geschmälert, daß die Häufigkeit großer Radikaloperationen durch die gesunkene Inzidenz stark abgenommen hat. Auch verteilen sich diese Operationen auf zahlreiche kleinere Häuser, die lediglich wenige Operationen pro Jahr durchführen und daher über keine großen Erfahrungen verfügen. Die Forderung großer gynäkologisch-operativer Schulen, solche Eingriffe nur in ausgewiesenen Universitätskliniken durchführen zu lassen, hat sich in der Praxis nicht durchsetzen lassen. Der Strahlentherapeut wird daher häufig mit Fällen konfrontiert, die keineswegs operativ saniert sind.

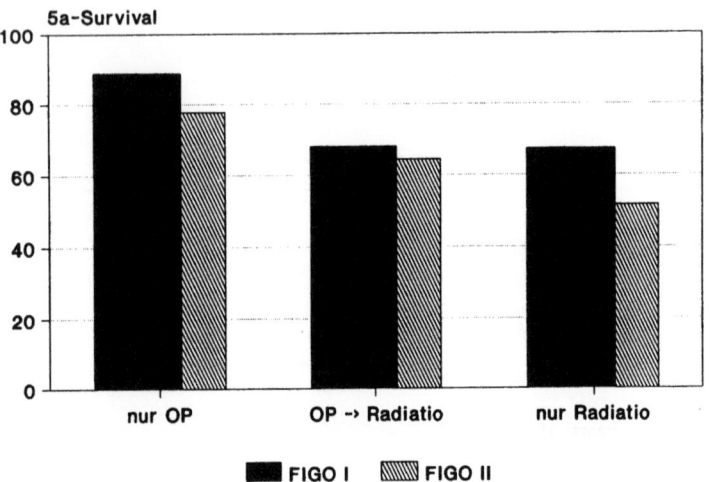

Abb. 1: Überlebensrate von Kollumkarzinomen des Stadium FIGO I und II nach Zahlen des Annual Report Vol. 20 [7]

Es stellt sich nun die Frage, ob sich die Prognose dieser Patientinnen durch eine Nachbestrahlung verbessern läßt. Im Jahre 1984 haben Baltzer et al., in einer großen Sammelstudie 1092 Patientinnen (Tabelle 2) ausgewertet. Die Überlebensrate der Patientinnen betrug im Stadium I 80% ohne Bestrahlung und nur 79,4% mit postoperativer Bestrahlung, im Stadium II 89% ohne Bestrahlung sowie 70,01% mit Bestrahlung. Die Ursache für die schlechteren Ergebnisse nachbestrahlter Frauen ist darin zu sehen, das in Risikofällen häufiger eine postoperative Radiatio durchgeführt wurde. Zur Kompensation der postoperativen Selektion wurde durch das statistische Verfahren der Stratifizierung versucht, gleichartige Fälle herauszusuchen. Bei einer Stratifizierung nach Parametranbefall überlebten zwar gering mehr bestrahlte Patientinnen, der Unterschied war jedoch gering. Bei einer Stratifizierung nach Lymphknotenbefall hatte wiederum die bestrahlte Gruppe ein schlechteres Überleben. Ebenso negative Ergebnisse erbrachte

Collum-Ca

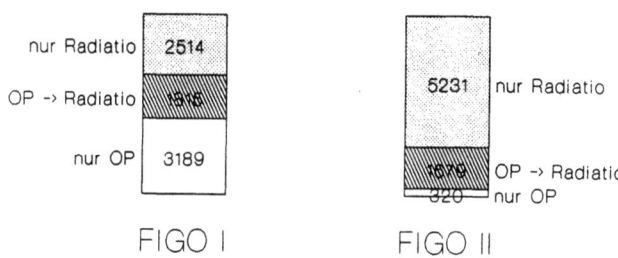

Abb. 2: Art der Behandlung von Kollumkarzinomen im Stadium FIGO I und II [7]

eine Stratifizierung nach Tumorzellembolie, Mikro- und Makrometastasierung. Der fehlende Nutzen der postoperativen Strahlentherapie wird durch den Annual Report [7] scheinbar bestätigt. Abbildung 1 zeigt, daß die bestrahlte Gruppe eine geringere Überlebensrate hat. Gleichzeitig zeigt das Bild jedoch eine Heilungsrate von über 50% bei ausschließlicher Strahlentherapie. Es ist daher schwer vorstellbar, daß ein Therapieprinzip, welches allein angewendet weit über 50% der Fälle heilt, postoperativ angewandt die Überlebensrate verschlechtert. Im klinischen Alltag wurde offensichtlich auch keine Konsequenz aus der sehr negativen Einschätzung der postoperativen Strahlentherapie gezogen. Der Annual Report [7] zeigt (Abb. 2), daß im Stadium I nur 42% der Fälle ausschließlich operiert, die meisten aber entweder nur bestrahlt (33%) oder operiert und nachbestrahlt (24%) wurden. Im Stadium II ist die ausschließliche Operation mit 4,4% sogar die ausgesprochene Ausnahme. 84% der operierten Fälle im Stadium II wurden nachbestrahlt.

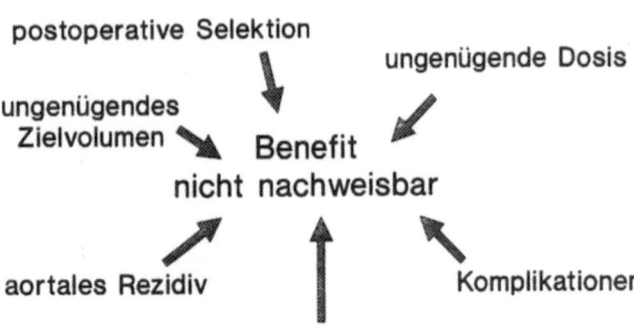

Abb. 3: Gründe für den fehlenden Nachweis eines Benefits der postoperativen Strahlentherapie beim radikal operierten Kollumkarzinom.

Tabelle 3: Häufigkeit paraaortaler Lymphknotenstatistik [8]

FIGO-Statium	Befall paraaortal	
Ib	86/1572	5,5%
IIa	22/193	11%
IIb	127/667	19%

Tabelle 4: Komplikationen nach Radiatio der paraaortalen Lymphknoten [2]

3 Ureterstenosen
2 Ileus
2 Sigmastenosen
2 Beinödeme

178 Patientinnen 1965 bis 1986

Die Tatsache, daß eine alleinige Strahlentherapie über 50% im Stadium II heilt, postoperativ dagegen das Ergebnis scheinbar verschlechtert, bedarf einer Erklärung (Abb. 3). Der wichtigste Grund ist die postoperative Selektion. Jeder Operateur wird die ungünstigen Fälle zur Nachbestrahlung schikken. Diese ausgeprägte Selektion läßt sich hinterher durch statistische Verfahren nicht mehr zurückrechnen. Lediglich bei einer prospektiven Randomisierung läßt sich dieser Hauptfaktor der postoperativen Selektion verhindern. Weitere Gründe sind Mängel in der Strahlentherapie. Eine ungenügende Herddosis wurde mit konventioneller Orthovolttherapie appliziert und teilweise in die Hochvolttherapie übernommen. Das Zielvolumen muß die häufigsten Rezidivorte umfassen und darf z.B. nicht cranial in Kreuzbeinmitte enden, weil dann die Lymphknoten der Iliaca-communis-Gefäße nicht miterfaßt werden. Im Falle von Fernmetastasen ist eine Benefit aus einer Bestrahlung des kleinen Beckens nicht zu erwarten, da die lebensbegrenzenden Fernmetastasen nicht bekämpft werden. Eine erhebliche Bedeutung hat die aortale Metastasierung, so haben nach einer Sammelstatistik von Teufel und Fraedrich [8] im Stadium IIb bereits 19% der Frauen einen paraaortalen Lymphknotenbefall (Tabelle 3). In diesen Fällen ist die reine Unterbauchbestrahlung ohne jeden kurativen Nutzen. Die hier zusätzlich notwendige Aortalbestrahlung wird in den meisten Zentren mittels opponierender Stehfelder durchgeführt. Diese Technik führt häufig zu Darmkomplikationen und gestattet nicht, eine ausreichend hohe Dosis im Aortalbereich zu verwenden.

In unserer Abteilung wird eine biaxiale, viersegmentale Pendelbestrahlung verwendet [4]. Diese erlaubt die Applikation von tumorwirksamen Dosen (45 bis 50 Gy) ohne Überschreitung des Dosislimits von Niere, Rückenmark und Darm. Eine Lumbalbestrahlung ist kontraindiziert, wenn bereits Fernmetastasen vorliegen oder ein pelviner Progress, eine kurative Therapie nicht mehr ermöglicht. Im Gegensatz zu den hohen Komplikationsraten einer Lumbalbestrahlung mit einer Stehfeldtechnik, zeigte eine Auswertung unseres Patientengutes durch Carl et al. [2], eine sehr geringe Komplikationsrate (Tabelle 4).

Obwohl in der Weltliteratur schlüssige Beweise für die Wirksamkeit einer postoperativen Bestrahlung nach radikal operiertem Kollumkarzinom fehlen, führen wir diese in folgenden Fällen durch (Tabelle 5). Der zurückgelassene makroskopische Tumorrest steht bei den Bestrahlungsindikationen sicher außer Zweifel. Die Radiatio ist hier das einzige Therapieprinzip, welches eine Heilungschance bietet. Das gleiche gilt für zurückgelassene, befallene Lymphknoten. Bei einem parametranen Befall muß davon ausgegangen werden, daß Tumorreste zurückgeblieben sind, auch wenn der

Tabelle 5: Indikationen zur postoperativen Radiatio beim Kollumkarzinom.

Makroskopischer Tumorrest
Befallene Lymphknoten belassen
Ungenügende Radikalität
Parametrien befallen
Lymphknoten befallen
Großer Tumor (bulky disease)
G III, Lymphangiosis

---

parametrane Absetzungsrand scheinbar tumorfrei ist. Auch bei nachgewiesenem Lymphknotenbefall muß mit weiteren nicht entfernten befallenen Lymphknoten gerechnet werden. Die anatomische Situation im kleinen Becken gestattet es nicht, die Lymphknoten mit einer so hohen Radikalität zu entfernen, wie es z.B. beim Mammakarzinom in der Achselhöhle möglich ist. Bei guter operativer Technik gehen wir nach radikaler Axillaausräumung davon aus, daß keine radiotherapeutischen Maßnahmen mehr nötig sind. Im kleinen Becken ist diese Radikalität nicht zu erreichen. Auch läßt sich das kleine Becken nicht so gut austasten wie eine operierte Axilla, so daß das Rezidiv meistens in einem spätem, schwer kurablen Stadium entdeckt wird. Die Prognose des pelvinen Rezidivs ist verglichen mit einem axillären Rezidiv extrem ungünstig. Die Häufigkeit eines pelvinen Rezidiv steigt mit dem Volumen des Portiotumors. Bei einem sogenannten »bulky disease« muß daher eine postoperative Strahlentherapie diskutiert werden. Auch ein ungünstiges Grading und eine Lymphangiosis karzinomatosa vermindern die Chancen einer allein operativen Sanierung.

Obwohl die genannten Indikationen plausibel sind, ist es in der Zukunft erforderlich, diese im Rahmen einer randomisierten Studie zu verifizieren. Die Fortschritte in den modernen bildgebenden Verfahren sollten dazu führen, daß künftig die Entscheidung zur Radikaloperation besser abgesichert ist und der Strahlentherapeut nicht die Mängel einer falschen Indikation kompensieren muß. Die Vergleichbarkeit operativer und strahlentherapeutischer Verfahren steigt mit der Exaktheit des praetherapeutischen Stagings.

Literatur

1. Baltzer J., Köpcke W., Lohe K. J., Kaufmann C., Ober K.G., Zander J.: Die operative Behandlung des Zervixkarzinoms. Geb. Fra. 44:279-285, 1984
2. Carl U.M., Kaack B., Frischbier H.-J.: Radiation of paraaortic Lymph nodes in Gynaecological Cancers: An Estamination of Benefit and Risk. Estro J., Annual meeting, Den Haag 5.-8.9.88
3. Frischbier H.-J.: Interdisziplinäre Behandlung Gynäkologischer Karzinome - Portio uteri. 44. Van Swieten Tagung, Wien 22.-24,10.90
4. Frischbier H.-J., Kark B.: Zur Telekobaltbestrahlung der aortalen Lymphknoten. Strahlentherapie 140:32-36, 1970
5. Käser O.: Die Entwicklung radikaler Operationstechniken in der Gynäkologie am Beispiel des Ovarial- und Zervixkarzinoms. Geb. Fra. 49:1025-1030, 1970
6. Ober K.G.: Vier Jahrzehnte Chirurgie des Zervixkarzinoms. Geb. Fra. 49:432-436, 1989
7. Pettersson F.: Annual Report on the results of treatment in gynecological cancer. Vol. 20. FIGO Stockholm, 1988
8. Teufel G., Fraedrich G.: Paraaortale Lymphonodektomie bei Zervixkarzinomen. In: Teufel G., Pfleiderer A., Ladner H.-A. (Hrsg.): Therapie des Zervixkarzinoms. Springer Verlag, Berlin, Heidelberg u.a., S. 190-203, 1990

Ergebnisse der Kurzzeit-Afterloading-Bestrahlung beim Zervixkarzinom

K. Rotte

Bei der primären Behandlung des Zervixkarzinoms gibt es zwei Aspekte, die nicht einheitlich bewertet werden. Zum einen konkurrieren Operation und Bestrahlung miteinander. Dabei hat sich in den vergangenen 75 Jahren die Waage abwechselnd mal zugunsten der operativen, mal zugunsten der radiologischen Verfahren gesenkt. Einleitend sollen deshalb anhand einer Grafik die diesbezüglichen Verschiebungen seit 1950 am Würzburger Krankengut aufgezeigt werden.

Von 1950 bis 1970 war die alleinige operative Behandlung des Kollumkarzinoms unter dem noch nachwirkenden Einfluß von C.J. Gauß [6] eine Seltenheit. Seit 1970 nimmt der prozentuale Anteil der operativ behandelten Kollumkarzinome ständig zu (Abb. 1). Entsprechend der Tatsache, daß im Gegensatz zu manchen anderen Kliniken die UFK Würzburg auch heute noch eine nach dem neuesten Stand von Wissenschaft und Technik ausgestattete Strahlenabteilung besitzt, und die von Gauß mitbegründete Tradition der gynäkologischen Strahlentherapie weiterführt, hat jedoch auch die primäre Strahlentherapie des Kollumkarzinoms weiterhin einen festen Platz in unseren therapeutischen Überlegungen. Der zweite Aspekt, der bei der Behandlung des Zervixkarzinoms von den einzelnen Therapeuten unterschiedlich bewertet wird, ist die Wahl der Dosisleistung, mit der die intrakavitäre Bestrahlung durchgeführt werden soll. Bei den ferngesteuerten Nachladeverfahren sind aus strahlenbiologischer Sicht drei Varianten möglich: High Dose Rate (HDR), Medium Dose Rate (MDR), Low Dose Rate (LDR).

Die fraktionierte Bestrahlung mit hoher Dosisleistung wurde dabei erst durch die Einführung ferngesteuerter Nachladeverfahren möglich, da nur so ein ausreichender Strahlenschutz des Personals gewährleistet ist. Dahingegen sind trotz ausgedehnter strahlenbiologischer Untersuchungen von – um nur einige zu nennen – Liversage [11], Ellis [4], Cohen [3] und Trott [14], noch immer nicht alle Fragen hinsichtlich des Vergleiches von Isoeffekten zwischen Bestrahlungen mit hohem und geringem Dosisfluß endgültig beantwortet.

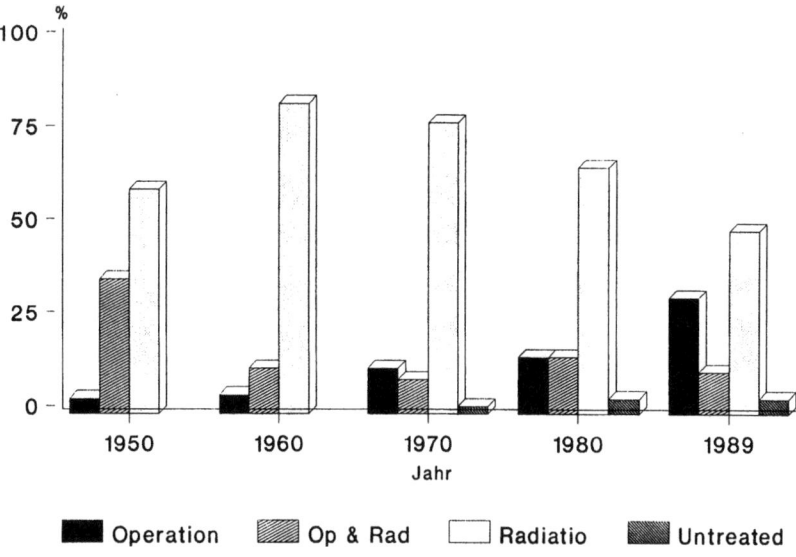

Abb. 1: Kollumkarzinom, Behandlungsmodus UFK-Würzburg, Prozentsatz der einzelnen Therapieformen

Nach Trott [13] sollten bei einer Bestrahlung mit hoher Dosisleistung von 2 oder mehr Gy/min die Gesamtdosis in mindestens 3 Fraktionen verabfolgt werden. Um einen Isoeffekt zwischen einer protrahierten Bestrahlung mit 0,01 Gy/min und einer fraktionierten Bestrahlung von 3 Gy/min zu erzielen, muß aufgrund seiner Untersuchungen ein Korrekturfaktor von 0,5 - 0,75 angesetzt werden. Liversage [10] hat die Bestrahlungsmodalitäten von 8 Institutionen, die mehr als 5-jährige Erfahrung in der intrakavitären high-dose-rate-Bestrahlung besitzen, mit den Isoeffektdosen der konventionellen Radiumbehandlung verglichen, wie sie sich nach den Formeln von Kirk [8], Ellis [4] oder Liversage [11] errechnen lassen. Es zeigte sich dabei, daß die bisher von diesen 8 Institutionen eingestrahlten Dosissummen bei der intrakavitären high-dose-rate-Bestrahlung bei der Mehrzahl dieser Kliniken geringer sind als die nach den Formeln errechneten Äquivalenzdosen. Allerdings differieren auch die nach den drei vorgenannten Formeln errechneten Äquivalenzdosen um 60-70%. Es kann jedoch bereits jetzt als gesichert angesehen werden, daß die therapeutische Breite bei einer Behandlung mit hohem Dosisfluß kleiner ist als bei einem Dosisfluß, wie wir ihn vom Radium her gewohnt sind. So hat Fowler darauf hingewiesen, daß bei einer 5- bis 7-fach fraktionierten High-Dose-Afterloadingbehandlung gegenüber einer Low-Dose-Behandlung die Möglichkeit einer Überdosierung hinsichtlich der Spätreaktionen und einer Unterdosierung hinsichtlich der Tumorsterilisation besteht. Die radiobiologische Einengung bei der HDR-Therapie wird aber offensichtlich ausgeglichen durch die Möglichkeit, eine günstigere physikalische Dosisverteilung gegenüber der LDR-Behandlung zu erzielen. Beim Würzburger Konzept der primären Strahlentherapie des Kollumkarzinoms ist die intrakavitäre HDR-Bestrahlung integraler Bestandteil der gesamten Aktinotherapie. Das Zielgebiet erster Ordnung (eigentliches Genitale) wird primär von der Brachytherapie, das Zielgebiet zweiter Ordnung (Parametrien mit dazugehörigen Lymphabflußgebieten) von der perkutanen Teletherapie erfaßt. Da die intrakavitäre Brachytherapie also nicht lediglich die Funktion eines zentralen Boostes hat, besteht zwischen ihr und der perkutanen Teletherapie eine Interdependenz dergestalt, daß eine Änderung in der Dosierung der Brachytherapie auch eine Änderung der perkutan verabfolgten Bestrahlungsdosis zur Folge haben muß.

Moderne Therapieplanungsanlagen ermöglichen die Berechnung individueller Dosisverteilungen für jede einzelne Patientin. Einzelheiten dazu werden in dem Beitrag Herbolsheimer dargestellt. Nachfolgend möchte ich auf unsere Behandlungsergebnisse des Zeitraumes 1973 bis 1988 eingehen. Einleitend sei dazu bemerkt, daß wir uns von Beginn an bemüht haben, Technik, Dosisverteilung, Einzel- und Gesamtdosis in beiden Kollektiven gleich zu gestalten. Auch die Fraktionierung haben wir anfänglich in gleicher Weise vorgenommen. Lediglich für die HDR-Behandlung wurde ein Dosiskorrekturfaktor von 0,8 entsprechend den Untersuchungen von Liversage und Trott benutzt.

Die Behandlungsergebnisse einer Radiumbehandlung unterscheiden sich in den Stadien I und II des Kollumkarzinoms nicht signifikant von einer HDR-Afterloadingbehandlung. In diesen beiden Stadien konnten wir auch keinen Einfluß unterschiedlicher Fraktionierungsmodelle beim HDR-Afterloading auf die Behandlungsergebnisse erkennen (Abb. 2 und 3). Im Stadium III des Kollumkarzinoms fanden sich dagegen deutliche Unterschiede in den Heilungsergebnissen einer dreifach fraktionierten Afterloadingbehandlung gegenüber einer Radium- oder sechsfach fraktionierten Afterloadingtherapie (Abb. 4).

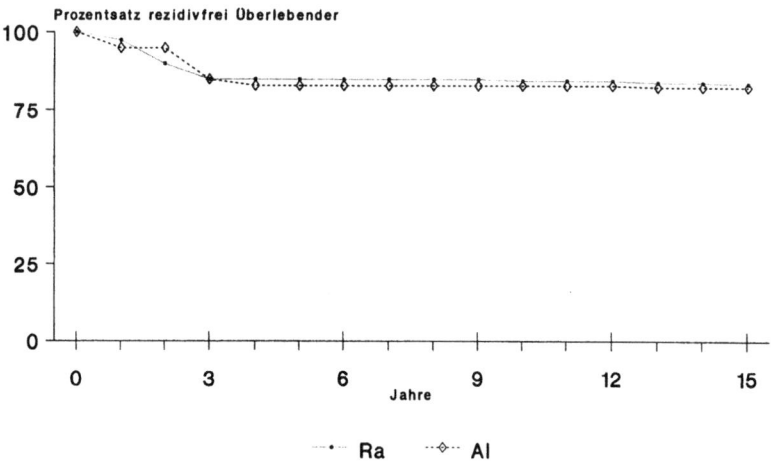

Abb. 2: Ra-226 versus HDR-Afterlaoding, Kollum-Ca. Std. I, Beobachtungszeitraum 1973-1988, Überlebenszeitkurve nach Kaplan-Meier; n=462; 238/224

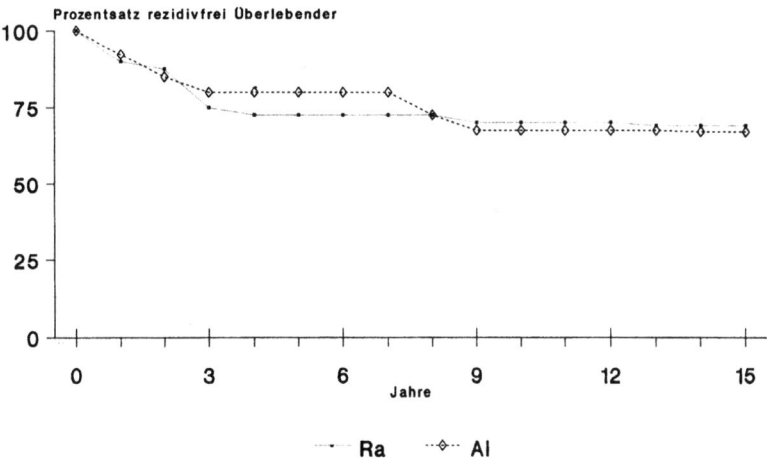

Abb. 3: Ra-226 versus HDR-Afterloading, Kollum-Ca. Std. II, Beobachtunszeitraum 1973-1988, Überlebenszeitkurve nach Kaplan-Meier, n=560 (308/252)

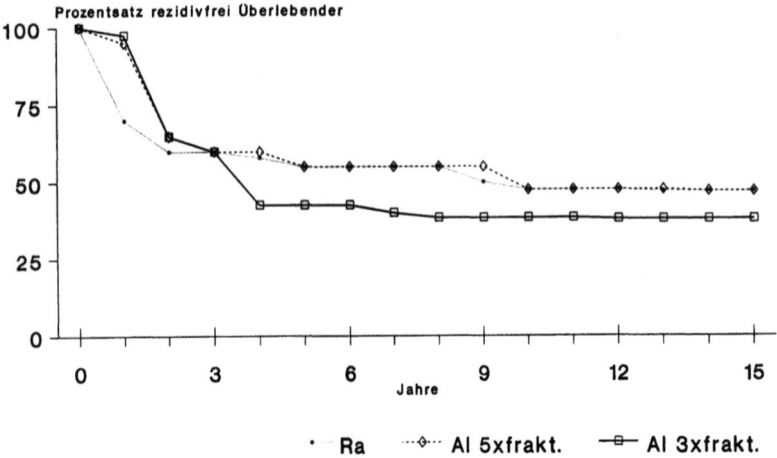

Abb. 4: Ra-226 versus HDR-Afterloading Kollum-Ca. Std. III, Beobachtungszeitraum 1973-1988, Überlebenszeitkurve nach Kaplan-Meier, n=490 (224/168/98)

Unsere klinischen Erfahrungen bestätigen damit die Untersuchungen von Fowler [5], daß eine zu geringe Fraktionierung bei der HDR-Therapie die Gefahr einer Unterdosierung im Tumor beinhaltet.

Alle unsere Patientinnen wurden vor Beginn und am Ende der Behandlung sowie danach in den ersten zwei Jahren in regelmäßigen Abständen zystoskopisch und rektoskopisch untersucht.

Wir konnten dabei keine signifikant höhere Nebenwirkungsquote beim HDR-Afterloadingverfahren gegenüber der klassischen Radiumbehandlung beobachten. Es zeigte sich jedoch, daß im zweiten Beobachtungszeitraum (1980-1986) beim HDR-Afterloading durch die gegenüber dem ersten Beobachtungszeitraum (1973-1979) verbesserte Bestrahlungsplanung die Nebenwirkungsrate deutlich gesenkt werden konnte (Tabelle 1).

Auch die bisher in der Literatur mitgeteilten Ergebnisse [1,2,7,9,12] der intrakavitären HDR-Brachytherapie lassen keine Unterschiede in den Behandlungsergebnissen zwischen diesem Verfahren und der klassischen Radiumtherapie erkennen.

Tabelle 1: Ra-226 versus HDR-Afterloading - Kollumkarzinom -
Beobachtungszeitraum 1972-1988

	Nebenwirkungen			
	RA 73-79	80-88	AL 73-79	80-88
Blase:				
Ulkus	2,4%	2,2%	5,7%	1,1%
Fistel	0,0%	0,0%	0,0%	0,0%
Rektum:				
Ulkus	11,6%	5,8%	6,9%	1,4%
Fistel	1,2%	0,2%	1,5%	0,0%
Insgesamt	15,3%	8,3%	14,4%	2,5%

Gleichgültig, welche der drei ferngesteuerten Nachladevarianten - HDR, MDR, LDR - der einzelne Therapeut bevorzugen wird, eines muß betont werden:

Die ferngesteuerten Nachladeverfahren können in ihren ganzen therapeutischen Möglichkeiten nur dann ausgenutzt werden, wenn dem Behandler moderne Therapieplanungssysteme zur Verfügung stehen. Lediglich so lassen sich die intrakavitäre Brachytherapie und die gleichzeitig erforderliche Teletherapie optimal vereinigen.

Literatur

1. Arai T., Morita S.: The treatment of cervix cancer with high dose-rate intracavitary irradiation. Japanese Journal of Clinical Cancer 20, 33, 1974
2. Bates Th.: Historical review and critical evaluation of different techniques of intracavitary brachytherapy for carcinoma of the cervix from the clinical standpoint. In: Rotte K., Kiffer J. (Eds.): Changes in Brachytherapy, 29, 1989
3. Cohen L.: Biological models and computed iso-effect tables for continuous low dose-rate and intermittent fractionated radiation therapy. Brit.J. of Radiology, Special Report No. 17, 138, 1978

4. Ellis F.: Nominal standard dose and the ret. Brit.J.Radiol. 44, 101, 1971
5. Fowler J.F.: The radiobiology of brachytherapy. In: Martinez P.D., Orton C.G., Mould R.F. (Eds.): Brachytherapy HDR and LDR. Proceedings Brachytherapy Meeting, Remote Afterloading: State of the Art, 121, 1990
6. Gauß C.J.: Zur Geschichte der Strahlentherapie. Unwissenschaftliche Erinnerungen an ihren Anfang und Aufstieg. Strahlentherapie 100 (1956), 633
7. Joslin C., Smith C., Mallik A.: The treatment of cervix cancer using high activity sources. Brit.J. of Radiology 45, 257, 1972
8. Kirk J., Gray W.M., Watson E.R.: Cumulative radiation effect. Part I. Fractionated treatment regimes. Clinical Radiology 22, 145, 1971
9. Ladner H.-A.: Strahlentherapie des Zervixkarzinoms in Freiburg. In: Teufel G., Pfleiderer A., Ladner H.-A. (Hrsg.): Therapie des Zervixkarzinoms. Springer-Verlag Berlin Heidelberg New York, 241, 1990
10. Liversage W.E.: A comparison of the predictions of the CRE, TDF and Liversage formulae with clinical experience. Brit.J. of Radiology, Special Report No. 17, 182, 1978
11. Liversage W.E.: A critical look at the ret. Brit.J. of Radiology 44 (1971), 91
12. Rotte K.: Die Bedeutung der Strahlentherapie für die Behandlung des Kollumkarzinoms. Gynäkol.Rundsch. 27, 1, 1987
13. Trott K.-R.: Strahlenbiologische Überlegungen bei der Wahl der Dosisleistung in der intrakavitären Strahlentherapie. Strahlentherapie 150, 261, 1975
14. Trott K.R.: Der Einfluß der Dosisleistung auf die therapeutische Wirkung von 60 Co-Gammabestrahlung beim Adenokarzinom der Maus. Strahlentherapie 154, 656, 1978

IV. Strahlentherapeutische Details

Experimentelle strahlenbiologische Untersuchungen zur Äquivalenz einer LDR-, MDR- und HDR-Strahlentherapie gynäkologischer Karzinome

R. Schulz-Wendtland, M. Bauer

Die Ära des Radiums ist endgültig vorbei und durch die Nachladetechnik (Brachytherapie) ersetzt worden. Strahlenschutzgründe (Tabelle 1) waren die ausschlaggebenden Faktoren und nicht mangelnder Erfolg wie der Annual Report der FIGO eindrucksvoll belegt [16,26]. Im Zentrum des Behandlungskonzeptes gynäkologischer Karzinome steht die intrakavitäre Brachytherapie: ihr entscheidender Vorteil ist dabei der steile Dosisabfall vom Strahler zur Peripherie, sodaß bei geringer Volumendosis einerseits die gewünscht hohe Dosis am Tumor erreicht wird, andererseits eine größtmögliche Schonung gesunder Nachbarorgane möglich ist. Die Entwicklung der Nachladetechnik begann schon 1910 durch Abbé, der vorschlug, bei der Behandlung gynäkologischer Tumoren Radiumglasperlen in zuvor eingeführte Zelluloidröhrchen zu füllen. Diese Idee geriet, wie viele Ideen, für Jahrzehnte in Vergessenheit, bis Fletcher 1952 erneut die Möglichkeit eines *manuellen* Nachladeverfahrens mittels Caesium-137 beschrieb. 1962 erfolgte die Einführung des ersten *ferngesteuerten* Nachladeverfahrens durch Walstam, wobei die Strahlenbelastung des Personals auf ein Minimum reduziert wurde. Diese ferngesteuerte Methode ermöglicht sowohl eine bessere medizinische wie auch pflegerische Betreuung der Patientin (Tabelle 2). In den letzten 25 Jahren wurden die ferngesteuerten Nachladegeräte weiterentwickelt und optimiert. Die anfangs verwendeten Linienquellen fester Abmessungen [22,29] wurden später durch punktförmige oszillierende Quellen ersetzt [12,35]. Die neuesten Geräte verwenden punktförmige Pellets, die in aktiver und inaktiver Form vorliegen. Diese fixen Quellen können frei im Applikator kombiniert werden, was eine hohe Variabilität der Strahleranordnung und -beladung ermöglicht. Hierdurch wird die Planung aufwendiger, gestattet jedoch neben standardisierten Bestrahlungen die individuelle, an spezielle Tumorsituationen bzw. -stadien angepaßte Planung und Durchführung der Kontakttherapie. Durch die Einführung dieser ferngesteuerten Nachladeverfahren ist es möglich geworden, neben einer Langzeitbestrahlung mit Strahlenquellen niedriger Kenndosisleistung (LDR = low-dose-rate Verf.), dem Radium vergleichbar, eine Kurzzeitbestrahlung mit Strahlenquellen hoher Kenndosisleistung (HDR = high-dose-rate Verf.) durchzuführen. Dies ist verlockend und eröffnet neue Möglichkeiten:

- Die Therapie kann von Tagen auf Minuten reduziert werden.
- Gefahrlosere Behandlung internistisch vorbelasteter Patientinnen bei kurzer Liegezeit.
- Reduzierung des Thrombembolierisikos.
- Mögliche ambulante Behandlung.

Unklar ist jedoch bis heute, ob und wie strahlenbiologisch eine LDR- durch eine HDR-Bestrahlung äquivalent ersetzt werden kann.

Tabelle 1: Vor- und Nachteile bei der Verwendung des Radiums in der gynäkologischen Brachytherapie des Cervixkarzinoms (Bauer 1986)

Vorteile	Nachteile
- jahrzehntelange Erfahrung - sehr gute Behandlungsergebnisse - einfache schnelle Handhabung	- Applikation unter Zeitdruck - erhöhte Perforationsgefahr - geringe Korrekturmöglichkeit der Quellenlage - erschwerte Sondenlokalisation - erschwerte Ausbildung für Ärzte / Pflegepersonal - hohe Strahlenbelastung - Applikatorraum muß strahlengeschützt sein - Keine Behandlung mit hohen Quellenaktivitäten möglich

Tabelle 2: Vor- und Nachteile des ferngesteuerten Nachladeverfahrens

Vorteile	Nachteile
- völliger Strahlenschutz - Applikation ohne Zeitdruck, dadurch geringere Perforationsgefahr bessere Korrekturmöglichkeit - keine Personalprobleme - bessere Ausbildung - bessere ärztliche und pfleg. Betreuung - kein Isoliertheitsgefühl der Patientinnen - bessere Motivation - Bestrahlung mit hohen Quellenaktivitäten möglich	- Therapie wird durch die hohe Variabilität komplexer und technisch aufwendiger

Strahlenbiologische Grundlagen

Umfangreiche experimentelle Arbeiten haben gezeigt, daß sich die größten Änderungen der Wirksamkeit ionisierender Strahlen in einem Dosisleistungsbereich zwischen 60 und 6000 cGy/Stunde, besonders empfindlich jedoch zwischen 120 und 1200 cGy/Stunde, abspielen [8,17,18,19,20,21,27]. Entscheidend ist aber, daß mit steigender Dosisleistung die strahlenbiologische Effektivität, der Sauerstoffverstärkungsfaktor und damit der letale Strahleneffekt zunimmt bei gleichzeitiger Abnahme von Reparaturmechanismen subletal geschädigter Zellen. Besonders trifft dies für Tumorbereiche zu.

Prinzipiell lassen sich die Effekte der Protrahierung auf die Bestrahlung mit hoher Dosisleistung über den Weg einer hohen Fraktionierung übertragen, da Protrahierungs- wie auch Fraktionierungseffekte auf ähnlichen strahlenbiologischen Mechanismen beruhen [36,40].

Alle bisherigen Versuche, das Zusammenspiel strahlenbiologischer Veränderungen, bedingt durch unterschiedliche Protrahierung, Fraktionierung, Fraktionierungsintervalle und Bestrahlungszeiten in mathematische Formeln zu fassen [2,7,11,13,15,23,24,25,28,30,31,39,40], um eine Äquivalenz zu erreichen, sind gescheitert – die Berechnungen differieren um mehr als 50% und Nebenwirkungen bei der klinischen Anwendung sind unterschätzt worden [3,6,10,38,42].

Spezielle Situation in der gynäkologischen Kontakttherapie

Das Besondere der gynäkologischen Brachytherapie ist der steile, exponentiell abfallende Dosis- und Dosisleistungsgradient vom Strahler/Applikator zur Peripherie. In Abbildung 1 ist der Dosisleistungsabfall einer LDR-, MDR- und HDR-Brachytherapie mit zunehmendem Abstand vom Strahler dargestellt. Der schraffierte Bereich ist der Bereich, in welchem dosisleistungsabhängig strahlenbiologisch die größten Veränderungen stattfinden. In Strahlernähe (bis ca. 2 cm Abstand vom Strahler) kommt dem Dosisleistungeffekt geringe Bedeutung zu, da hier einerseits auch bei der Langzeitbestrahlung die Dosisleistung maximal ist, hinzukommt, daß bei Dosen zwischen 80 und 200 Gy der Strahleneffekt auf die Zellen primär dosisabhängig bereits überwiegend letal ist. Mit zunehmendem Abstand vom Strahler gewinnen die dosisleistungsabhängigen Strahleneffekte zunehmend an Gewicht. Hier liegen wir mit der protrahierten Bestrahlung im

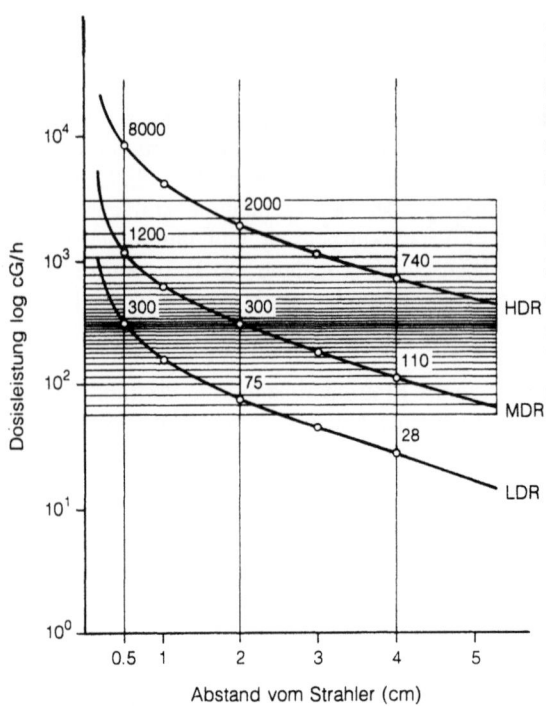

Abb. 1: Abfall der Dosisleistung in der gynäkologischen Brachytherapie bei HDR, MDR und LDR mit zunehmendem Abstand von der Strahlerquelle. Durch die Dichte der Schraffierung ist der Bereich dargestellt, in dem dosisleistungsabhängig strahlenbiologische Veränderungen am ausgeprägtesten sind.

Bereich der großen therapeutischen Breite während die MDR- und HDR-Therapie sich noch dosisleistungsabhängig in einem Bereich befindet, der zu Ungunsten der therapeutischen Breite biologisch dosisleistungsabhängige Unterschiede aufweist, bei untergeordneter Bedeutung der Dosis [4,5].

Tierexperiment

Bauer hat bereits 1983 tierexperimentelle Untersuchungen (Göttinger Miniaturschwein) zur Fragestellung der Äquivalenz einer protrahierten Bestrahlung mit Radium und einer Kurzzeittherapie mit unterschiedlicher Dosierung und Fraktionierung durchgeführt. Es wurden bei gleicher Gesamtbestrahlungszeit eine konventionelle niedrig dosierte Bestrahlung in 3 Fraktionen mit einer hochdosierten Bestrahlung in 6 Fraktionen verglichen. Die Dosisreduktion erfolgte um die Äquivalenzfaktoren 0,8; 0,6 und 0,4.

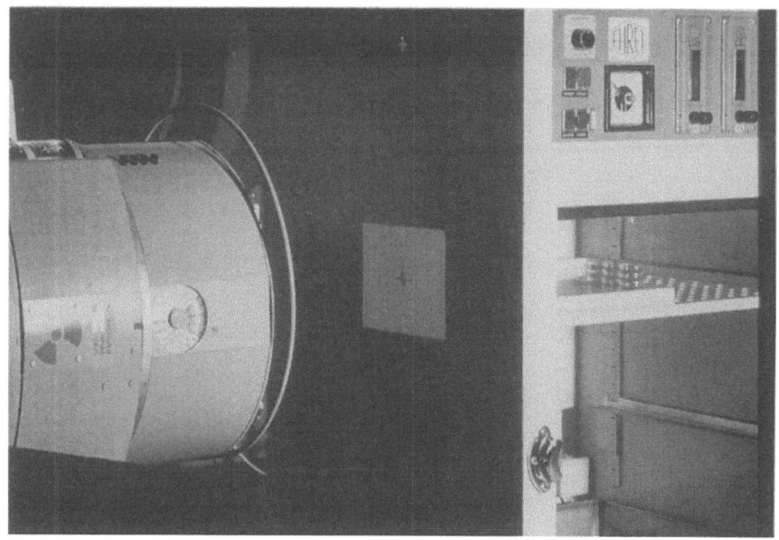

Abb. 2: Bestrahlungsaufbau mit ^{60}Co-Gerät, Brutschrank, Zellkulturen und Bestrahlungsfeld. Die Markierung im Bestrahlungsfeld dient zur exakten Reproduzierbarkeit der Brutschrankstellung.

Die Dosisleistung betrug 140 cGy/h bzw. 2100 cGy/h im Referenzpunkt. Quellennah entsprach die Stärke der Strahlenreaktion der jeweils applizierten Dosis, war also in der Radiumgruppe am ausgeprägtesten. Quellenfern fand sich bei der Kurzzeitbestrahlung mit Iridium eine stärkere Strahlenreaktion als bei der Radiumgruppe, trotz einer Dosisreduktion um den Faktor 0,8. Hier gewinnt die Dosisleistung zunehmend an Bedeutung.

Zellversuche

Um weitere umfangreiche Experimente zur Frage der Äquivalenz einer LDR-, MDR- und HDR-Bestrahlungstherapie durchzuführen, ist der Tierversuch nicht geeignet. Eine Übertragung von Tumoren ist nicht möglich, Wechselwirkungen zwischen dem Organismus und dem bestrahlten Gewebe, die Einfluß auf den Strahleneffekt nehmen, sind zudem schwer darzustellen und zu werten, außerdem würden zuviele Tiere benötigt (400).

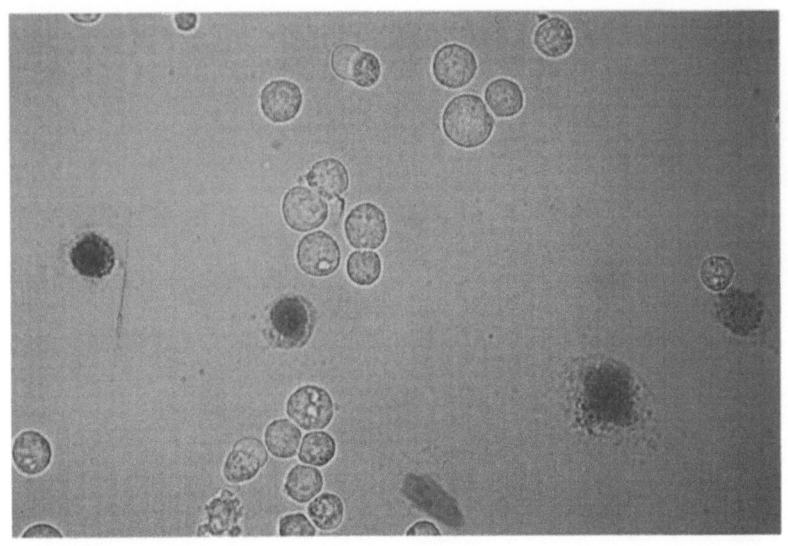

Abb. 3: Angefärbte Zellen in der Zählkammer. Helle, runde Zellen wurden als lebend gewertet, angefärbte als letal geschädigt.

Ziel unserer Arbeitsgruppe war es, basierend auf den Versuchen von Bauer (1983), ein experimentelles Modell zu entwickeln, bei dem der Strahleneffekt an Zellkulturen untersucht werden kann. Mit dem in Abildung 2 dargestellten Versuchsaufbau war es möglich, Bestrahlungen mit jeder beliebigen Dosis, Dosisleistung und Fraktionierung durchzuführen. Die Auswertung der bestrahlten Zellkulturen erfolgte mittels der Vitalfärbung mit Trypanblau (Abb. 3). Wir nahmen einerseits die Ca-Ski-Zellinie [34] sowie benigne primäre Bindegewebszellen (Keratinozyten) [9], welche mit menschlichem Papillomavirus HPV Typ 16 DNA transfiziert worden sind. Es wurden 8 repräsentative Dosisleistungen für 3 typische Bestrahlungsarten ausgewählt (Abb. 1), und Versuche bei Einzeitbestrahlungen, Fraktionierungen (3, 6 und 12 Fraktionen) sowie unterschiedlichen Dosen (1 bis 100 Gy) durchgeführt [33,37].

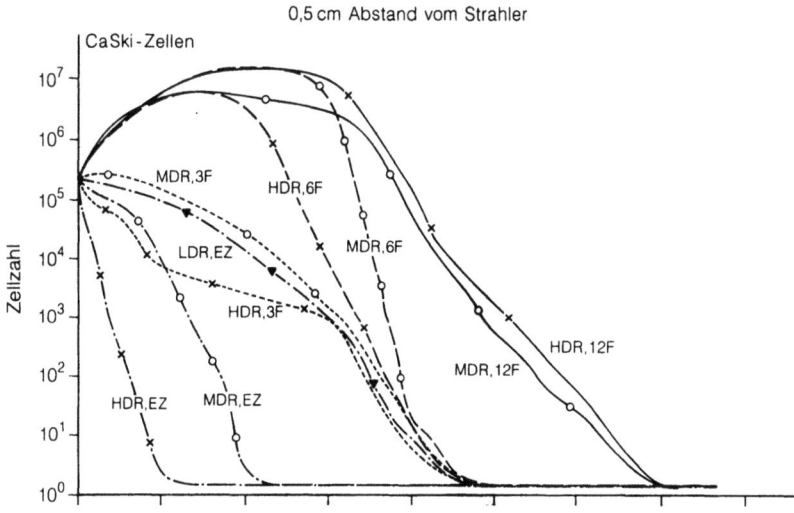

Abb. 4: Zellzahlen (Ca-Ski-Zellen) *strahlernah* (0,5 cm) bei einer LDR(300 cGy/h)-, MDR (1200 cGy/h) - und HDR (8000 cGy/h) Strahlentherapie und Dosen zwischen 1 Gy - 80 Gy.

Ergebnisse

In Abbildung 4 sind die Ergebnisse für den strahlernahen Abschnitt (0,5 cm Abstand) für Ca-Ski-Zellen dargestellt. Sie lassen erkennen, daß bei der Einzeitbestrahlung noch unterschiedliche Effekte an den Zellen zu sehen sind. Bei fraktionierter Bestrahlung (3, 6 und 12 Fraktionen) jedoch verlaufen die Kurven nahezu identisch, hinzu kommt, daß in diesem Bereich Dosen bis zu 200 Gy verabfolgt werden. Bei der Kurzzeit- wie bei der Langzeitbestrahlung, unabhängig von der Fraktionierung, ergeben sich ähnliche Effekte - die Dosisleistung ist maximal, doch scheint sie hier nur eine untergeordnete bzw. keine Rolle zu spielen, da die Dosis die Zellen überwiegend letal schädigt. Abbildung 5 zeigt die Kurven für Ca-Ski-Zellen in 2 cm Abstand vom Strahler. Es treten nun deutliche Unterschiede in den Ergebnissen hervor: bei gleicher Fraktionierung jedoch unterschiedlicher Dosisleistung ergibt sich eine Dosisdifferenz von 20 Gy bzw. bei einem Wechsel von einer MDR- zu einer HDR-Therapie müßte bei gleicher Dosis 2 bis

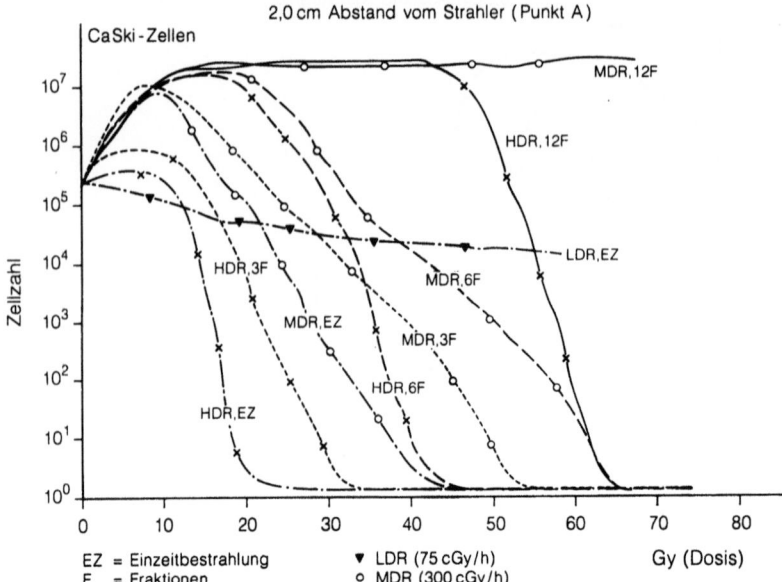

Abb. 5: Zellzahlen (Ca-Ski-Zellen) *strahlerfern* (2 cm) bei einer LDR (75 cGy/h) -, MDR (300 cGy/h) - und HDR (2000 cGy/h) Strahlentherapie und Dosen zwischen 1 Gy - 80 Gy.

3-fach höher fraktioniert werden. Besonders interessant ist aber der flache Kurvenverlauf der protrahierten Bestrahlung: die Zellen scheinen »einzudämmern« und langsam abzusterben, im Gegensatz zu einer MDR- und HDR-Bestrahlung.

Schlußfolgerung

Auf der Basis der Ergebnisse der umfangreichen tierexperimentellen Untersuchungen (Göttinger Miniaturschwein) durch Bauer (1983) sowie ersten Ergebnissen unserer zellbiologischen Versuche (Ca-Ski-Zellen sowie HPK-16 DNA transfizierten Keratinozyten) bei unterschiedlichen Dosen, Dosisleistungen sowie Fraktionierungen zur Frage der Äquivalenz einer LDR-, MDR- und HDR-Strahlentherapie sind vorläufige Schlußfolgerungen zu ziehen:

1. Bei einem Wechsel von einer LDR- zu einer HDR-Brachytherapie sind die Äquivalenzfaktoren quellennah niedrig und mit zunehmendem Abstand vom Strahler (Quelle) höher bzw. hoch zu wählen.

2. Eine Dosisreduktion bei der HDR-Brachytherapie stellt lediglich einen Kompromiß dar, um die Nebenwirkungsrate zu begrenzen, gleichzeitig ergibt sich eine geringere therapeutische Breite und Effektivität am Tumor.

3. Eine Erhöhung der Dosisleistung bedingt eine höhere Fraktionierung, aber vielleicht ist es auch gar nicht möglich, eine protrahierte Bestrahlung durch eine noch so hohe fraktionierte HDR-Therapie zu ersetzen.

4. Die perkutane Dosis im Bereich der Beckenwand muß reduziert werden, wenn zur gleichen Zeit eine HDR-Brachytherapie durchgeführt wird, um die Nebenwirkungsrate gering zu halten.

Weitere strahlenbiologische Versuche werden zeigen, inwieweit diese Schlußfolgerungen bestätigt werden können.

Literatur

1. Abbé R.: News note. Arch Roentgenol Ray 15:74, 1910
2. Barendsen G.W.: Dose fractionation, dose rate and iso-effect relationships for normal tissue response. Int J Radiat Oncol Biol Phys 8:1981, 1982
3. Bates T.D.: Correspondence. Dangers of the clinical use of the NSD Formula for small fraction numbers. Brit J Radiol 48:773, 1975
4. Bauer M.: Strahlentherapie von Cervix- und Corpuskarzinomen unter Verwendung der Nachladetechnik. Klinische, experimentelle und strahlenbiologische Untersuchungen. Habilitationsschrift Mediz. Fakult. Heidelberg 1986
5. Bauer M., Schulz-Wendtland R.: Zur intrakavitären Brachytherapie mit Lang- und Kurzzeit-Afterlaoding-Technik in der Gynäkologie. Gynäkologe 20, 1987
6. Berry R.J., Wiernik G., Patterson J.S., Hopewell J.W.: Excess late subcutaneous fibrosis after irradiation of pig skin, consequent upon the application of the NSD-formula. Brit J Radiol 47:277, 1974
7. Dale G.: Application of the linear quadratic fractionated and dose-effect equation to protracted radiotherapy. Br J Radiol 58:515, 1985

8. Denekamp J., Fowler J.F.: Further investigations of the response of irradiated mouse skin. Int J Radiat Biol 10:435, 1966
9. Dürst M., Dzarlieva-Petrusevka R., Boukamp P., Fusenig N., Gissmann L.: Molecular and cytogenetic analysis of immortalized human primary keratinocytes obtained after transfection with human papillomavirus type 16 DNA. Oncogene 1:251-256, 1987
10. Dutreix J., Wambersie A., Bounik C.: Cellular Recovery in human skin reactions: Application to dose Fraction number overall time relationship in radiotherapy. Europ J Cancer 9:159, 1973
11. Ellis F.: Nominal standard dose and the ret. Br J Radiol 44:101, 1971
12. Essen C.F. von, Moeller J., Hilbert J.W.: Fractionated intracavitary radiation therapy with the brachytron: general techniques and preliminary results in the treatment of cervix cancer. AJR 120:389, 1974
13. Field S.D., Hornsey S.H.: Repair in normal tissues and the possible relevance to radiotherapy. Strahlentherapie 153:371, 1977
14. Fletcher G.H.: A physical approach to the design of applicators in radium therapy of cancer of the cervix uteri. AJR 68:935, 1952
15. Fowler J.F.: Fractionation and therapeutic gain in biological basis of radiotherapy. In: Steel G., Adams G.E., Peckhan M.J. (eds) Elsevier, Amsterdam, New York, Oxford 1983
16. Frischkorn R.: Prognose gynäkologischer Malignome. Lebensvers Med 24:1, 1972
17. Hall E.J., Bedford J.S.: Dose rate: its effect on the survival of Hela cells irradiated with gamma-rays. Radiat Res 22:305, 1964
18. Hall E.J., Bedford J.S., Oliver R.: Extreme hypoxia: its effect on the survival of mammalian cells irradiated at high and low dose-rates. Br J Radiol 39:302, 1966
19. Hall E.J.: Radiation dose-rate: a factor of importance in radiobiology and radiotherapy. Br J Radiol 45:81, 1972
20. Hug O.: Medizinische Strahlenkunde. Springer, Berlin, Heidelberg, New York 1974
21. Hug O.: Einführung in das Problem des Zeitfaktors und seine therapeutische Bedeutung. Strahlentherapie 153:362, 1977
22. Joslin C.A.F., Smith C.W., Mallik A.: The treatment of cervix cancer using high activity Co sources. Brit J Radiol 45:257, 1972
23. Kellerer A.M.: Grundlagen der Ellis-Formel . Strahlentherapie 153:384 , 1977
24. Kirk J., Gray W., Watson E.R.: Cumulative radiation effect. Part I: Fractionated treatment regimes. Clin Radiol 22:145, 1971
25. Kirk J., Gray W., Watson E.R.: Cumulative radiation effect. Part V: Time gaps in treatment regimes. Clin Radiol 26:159, 1975

26. Kottmeier H.-L.: Annual report on the results of treatment in carcinoma of the uterus, vagina and ovary, vol 18. Editorial Office. Radiumhemmet, Stockholm 1983
27. Lindrop P., Rotblat J.: In: Cellular Basis and Aetiology of Late Somatic Effects of Ionizing Radiations. Academic Press, London 313, 1963
28. Liversage W.E.: A general formula for equating protracted and acute regimes of radiation. Br J Radiol 42:432, 1969
29. O'Connell D, Howard N, Joslin CA, Ramsey N, Liversage WE: A new remotely control unit for the treatment of uterine carcinoma. Lancet II 570, 1965
30. Orton C.G., Ellis F.: A simplification in the use of the NSD concept in practical radiotherapy. Brit J Radiol 46:529, 1973
31. Orton C.G.: Time-dose factors (TDF's) in brachytherapy. Brit J Radiol 47:603, 1974
32. Orton C.G.: Correspondence. Brit J Radiol 60:300, 1987
33. Oursin C.: Strahlenbiologische Untersuchungen zur HDR/LDR- Strahlentherapie - Entwicklung eines experimentellen Modells mit Ca-Ski-Zellen. Inaugural-Dissertation, Freiburg, 1990
34. Pattillo R.A., Husser R.O., Story M.T., Ruckert A.C.F., Shalaby M.R., Mattingly R.F.: Tumor antigen and human chorionic gonadotropin in Caski cells: A new epidermoid cervical cancer cell line. Science 196:1456, 1977
35. Rotte K., Linka F., Felder K.D.: Intrakavitäre Bestrahlung des Uteruskarzinoms durch ein Afterlaoding-Gerät mit punktförmiger Iridium-192-Quelle. Strahlentherapie 145:523, 1973
36. Schulz-Wendtland R., Bauer M., Fournier D. von, Ladner H.-A.: HDR or LDR in Gynaecological Contact Therapy? Br J Radiol 60:716, 1987
37. Schulz-Wendtland R., Bauer M., Mohrmann U., Beuthner G., Bauknecht T., Dürst M.: Comparison of the biological effects of LDR and HDR radiation on epidermoidal cervix carcinoma cells (Ca-Ski cells) and human primary Keratinocytes obtained after transfection with human papillomavirus type 16 DNA. Br J Radiol 64, 1991
38. Singh K.: Two regimes with the same TDF but differing morbidity used in the treatment of stage III carcinoma of the cervix. Br J Radiol 51:357, 1978
39. Thames H.D.: Changes in early and late radiation responses with altered dose fractionation: implications for dose-survival relationships. Int J Radiat Oncol Biol Phys 8:219, 1982
40. Trott K.R.: Die Bedeutung der Dosisleistung in der Brachytherapie. Fortschritte in der interstitiellen und intrakavitären Strahlentherapie. W. Zuckschwerdt Verlag 1987
41. Walstam R.: Remotely controlled afterloading radiotherapy apparatus. Phys Med Biol 7:225, 1962
42. Whithers H.R.: Biological bases for modifying conventional fractionation regimes in radiotherapy. Strahlentherapie 160:670, 1984

Individualisierte Bestrahlungsplanung beim Zervix- und Endometriumkarzinom

M. Herbolsheimer

Trotz der geringeren therapeutischen Breite können bei einer Brachytherapie mit hoher Dosisrate gleiche Ergebnisse erzielt werden wie bei Verfahren mit niedriger Dosisrate, wenn man eine geeignete Fraktionierung wählt. Theoretische strahlenbiologische Forderungen gingen dabei bisher allerdings von mehr als 14 Fraktionen aus, was für die tägliche Routine unbrauchbar ist. Die klinischen Erfahrungen haben gezeigt, daß auch 5 bis 7 Fraktionen ausreichen. Auch hierfür gibt es strahlenbiologische Begründungen, unter anderem die Tatsache, daß der Dosisfluß im Bereich der Risikoorgane gemäß dem Quadrat-Abstands-Gesetz in der Regel deutlich niedriger liegt als im Bereich der verordneten Dosis, d. h. im Tumorgewebe [1]. Fowler [2] sieht eine Erklärung darin, daß die kürzere Bestrahlungszeit bei HDR-Verfahren eine exaktere Strahlengeometrie gewährleistet und somit die strahlenbiologischen Nachteile gegenüber der LDR-Therapie ausgeglichen werden. In diesem Zusammenhang aufgestellte Thesen, die auf einer angeblichen Zunahme von Strahlennebenwirkungen nach HDR-Therapie ausgehen, können anhand klinischer Resultate zurückgewiesen werden [3]. Daß dies aber nur dann gelingt, wenn man eine ausgefeilte auf den Einzelfall ausgerichtete Therapieplanung durchführt, dürfte bekannt sein, doch werden die Möglichkeiten, die moderne Planungsgeräte diesbezüglich anbieten, nur selten genutzt.

Zervixkarzinom

Am Beispiel des Zervixkarzinoms läßt sich leicht demonstrieren, wie eine individuelle Bestrahlungsplanung durchgeführt werden kann: Wir verwenden verschiedene Ring-Stift-Kombinationen, natürlich auch Blasen- und Rektum-Sonden. Selbstverständlich wird eine vaginale Tamponade zur Distanzierung der Risikoorgane vom Applikator durchgeführt. Orthogonale isozentrische Röntgen-Aufnahmen (Abb. 1a+b) werden am C-Bogen angefertigt und digitalisiert. Die räumliche Dosisverteilung wird durch ein computergesteuertes Planungssystem ermittelt.

Abb. 1a und 1b: Orthogonale Beckenübersichtsaufnahmen mit liegendem Ring- und Stift-Applikator sowie Blasen- und Rektumsonde. a: Aufsicht, b: seitlich

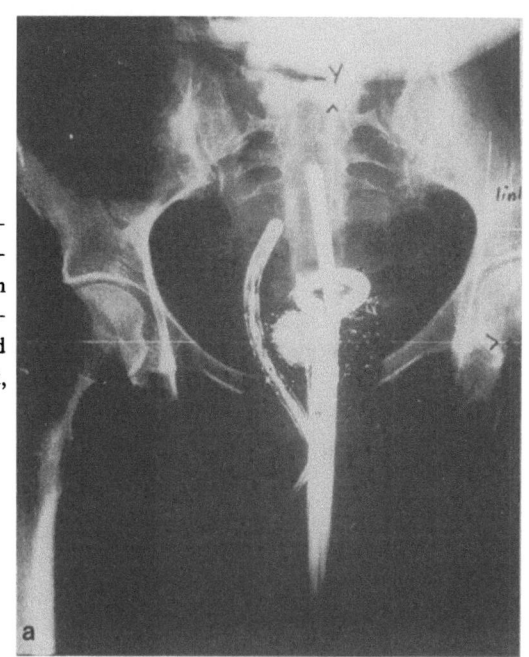

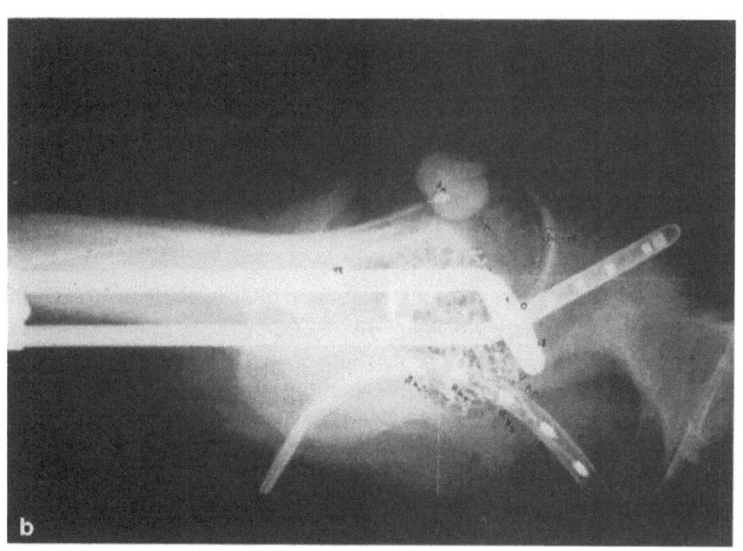

In 5 Fraktionen applizieren wir üblicherweise auf die Referenzisodose durch den Punkt A jeweils 8,5 Gy in 10-tägigem Abstand, simultan erhalten die Lymphabflußwege des kleinen Beckens 25 mal 2 Gy durch eine bisegmentale biaxiale Bewegungsbestrahlung mit 10-MV-Photonen.

Die erwähnten orthogonalen Aufnahmen dienen nicht nur zur Lokalisation des Applikators, es wird durch die Dosisverteilung auch eine Beziehung zu den Risikoorganen hergestellt. Diese Beziehung erhalten wir zunächst durch einen Standardplan, der zur Minimierung des Planungsaufwandes in der Datenbank für jeden Applikator abgelegt ist. Liegt der Applikator ungünstig zu den Risikoorganen, werden die erhöhten Dosiswerte an Rektum und Blase auf dem Monitor angezeigt. Jetzt besteht die Möglichkeit zur Korrektur, indem wir die vorgegebenen Quellpositionen anders wichten oder die Quellen verschieben, und somit die Dosiverteilung der jeweiligen Situation anpassen.

Wie Abbildung 2a zeigt, hat eine Verdrehung des Applikators - bedingt durch die individuelle Anatomie - zu einer Dosisüberhöhung an Harnblase und Rektum geführt. Verändert man nur zwei Positionen auf jeder Seite, wird der Isodosenverlauf günstiger (Abb. 2b). Eine solche Optimierung ist bei entsprechender Übung in wenigen Minuten durchgeführt. Das ist insofern wichtig, weil etwa bei jeder dritten bis vierten unserer Patientinnen eine Dosisanpassung sinnvoll ist.

Wir haben gegenüber einer Standardbestrahlung ohne Computer-Kontrolle den zweifachen Vorteil, daß wir einerseits in jeder Ebene in beliebig vielen Schnitten den Isodosenverlauf beurteilen können und andererseits auch die absolute Dosisangabe für die im ICRU-Report 38 [4] vorgeschlagenen Referenzpunkte erhalten. Verzichtet man auf diese Möglichkeiten und benutzt zur Therapiekontrolle nur die aktuellen Werte der Meßsonden, bleibt als Korrektur von Schwellenüberschreitungen lediglich die Änderung der Applikationsdosis.

Wir haben in unserem gesamten Kollektiv der Kollumkarzinome schon in der Radium-Ära einen Rückgang der Komplikationsrate festgestellt, nachdem wir die Milligramm-Element-Stunden durch Isodosenpläne ersetzt hatten. Mit Einführung der HDR-Therapie stieg diese Rate wieder an. Erst mit Unterstützung durch eine individuelle Bestrahlungsplanung kam es zu einem drastischen Rückgang der Komplikationen.

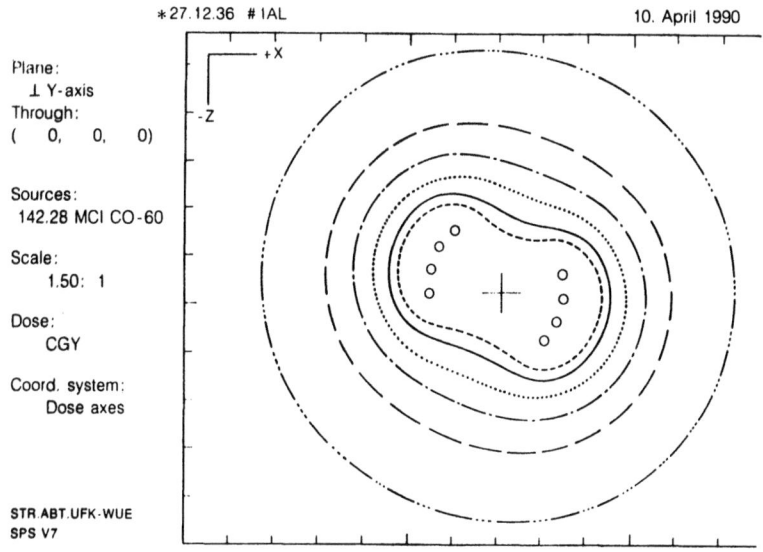

Abb. 2a und 2b: Isodosenverteilung einer Ring-Stift-Kombination in der Transversalebene in Höhe des Ringes. a: Standardverteilung, b: individuelle Isodosengestaltung nach Korrektur der Quellenverteilung

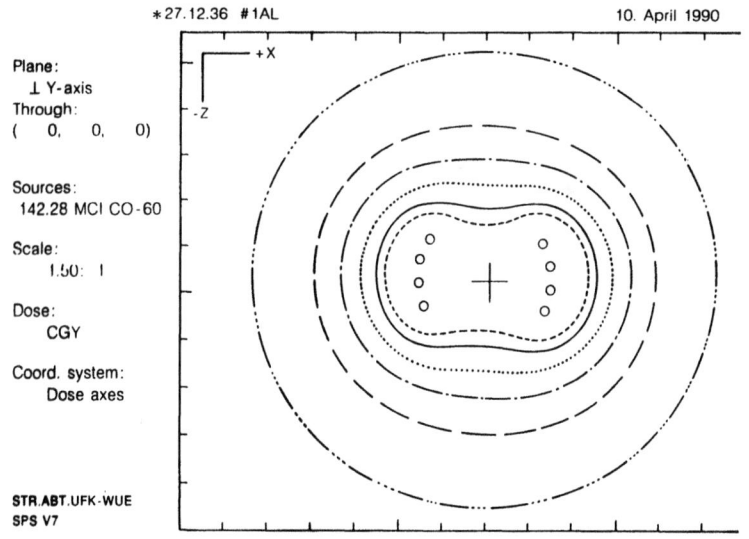

Tabelle 1: Kollumkarzinom - Studienkollektiv
A = Standardplan, B = individueller Plan
N = 50

	Gruppe A	Gruppe B
Rezidive		
-FIGO I	0/6	0/2
-FIGO IIa/b	5/11	3/13
-FIGO III	4/9	5/9
Total	9/26	8/24
Komplikationen Blase		
-Ulkus	3/26	0/24
-Fistel	0/26	0/24
Komplikationen Rektum		
-Ulkus	1/26	0/24
-Stenose	0/26	0/24
-Fistel	0/26	0/24
Komplikationen insgesamt	4/26	0/24

Wir haben diese allgemeine Tendenz zusätzlich unter strengen Bedingungen überprüft, da ein Krankengut von mehr als 1500 Patientinnen über mehrere Jahre zwangsläufig Inhomogenitäten aufweist. Um einen echten Vergleich zu erhalten, wurden dem individuell geplanten Kollektiv die Fälle gegenübergestellt, bei denen wir einfach die Standardpläne übernommen hatten, allerdings unter absolut identischen Bedingungen, was bedeutet, daß Fraktionierung, Dosierung, Applikatorwahl, Teletherapie, Altersverteilung, Stadium und Beobachtungszeit gleich sein mußten. Nach diesen strengen Kriterien haben wir 50 Patientinnen ausgewertet. Die mittlere Nachbeobachtungszeit betrug exakt 3 Jahre (Tabelle 1).

Die ausgewählten Fälle bestätigen die allgemeine Tendenz: Im individuell geplanten Kollektiv traten keine Komplikationen auf, in der Vergleichsgruppe sahen wir immerhin 4 Fälle mit Ulzera, wobei wir uns bewußt auf Nebenwirkungen beschränkt haben, die objektiv nachweisbar waren. Hingegen ergab sich bei den Rezidiven kein Unterschied zwischen den beiden Gruppen (Tabelle 2). Die niedrigere Komplikationsrate nach individueller Planung wurde also nicht mit einer höheren Rezidivrate erkauft!

Tabelle 2: Dosisverteilung einer modifizierten Packmethode in der Sagittalebene. Ra-226 versus HDR-Afterloading - Kollumkarzinom - Beobachtungszeitraum 1972-1988

	Nebenwirkungen			
	RA 73-79	80-88	AL 73-79	80-88
Blase:				
Ulkus	2,4%	2,2%	5,7%	1,1%
Fistel	0,0%	0,0%	0,0%	0,0%
Rektum:				
Ulkus	11,6%	5,8%	6,9%	1,4%
Fistel	1,2%	0,2%	1,5%	0,0%
Insgesamt	15,3%	8,3%	14,4%	2,5%

Endometriumkarzinom

Auch das Endometriumkarzinom ist als Beispiel für eine individuelle Planung geeignet.

In unserer Klinik werden etwa 20% der Patientinnen mit einem Endometriumkarzinom primär bestrahlt. An Stelle des früher verwendeten starren Applikators setzen wir seit Beginn des Jahres 1988 kleinvolumige Kapseln von 4 bis 8 mm Durchmesser ein [5]. Sie werden von einer 1 mm dicken Iridium-Quelle nacheinander abgefahren. Über flexible Schläuche erfolgt der Anschluß an die Kanäle des Nachladegerätes.

Diese Modifizierung der klassischen Packmethode nach Heyman wird allein schon durch die Applikatorwahl der individuellen Situation mehr gerecht als starre Applikatoren, denn bekanntermaßen stellt der Uterus per se ein irregulär geformtes Zielgebiet dar und variiert von Frau zu Frau in seiner Form und Größe. Eine suffiziente Applikations-Technik vorausgesetzt, kann man mit dieser Methode das Cavum uteri wie früher beim Radium vollständig mit den Strahlenträgern austamponieren. Wie beim Kollumkarzinom bilden orthogonale isozentrische Röntgenaufnahmen die Basis für die Bestrahlungsplanung.

In 5 Fraktionen applizieren wir auf die Referenzisodose durch den sogenannten Punkt MY (Abkürzung für Myometrium) jeweils 10 Gy in 10-tägigem Abstand. Die zugehörige Referenzisodose umschließt annäherungsweise die Serosa.

Die Teletherapie ist bis auf geringe Unterschiede bei der Wahl der Zielvolumina die gleiche wie beim Kollumkarzinom. Auch wenn bei der Packmethode die Dosen an den Risikoorganen in der Regel niedriger sind als bei Ring-Stift-Kombinationen, können in Einzelfällen Dosisüberhöhungen auftreten. Durch die Möglichkeit, die einzelnen Kapseln unterschiedlich zu gewichten, kann der Isodosenverlauf korrigiert werden (Tabelle 2). Erste Ergebnisse nach einer mittleren Beobachtungszeit von 16 Monaten ergeben bei insgesamt 40 Patientinnen (entsprechend 200 Applikationen) bisher 1 Rezidiv. Objektivierbare Nebenwirkungen wie Ulzera oder gar Fisteln sind nicht aufgetreten.

Ein allgemein bekanntes Problem ist allerdings noch nicht beseitigt, worauf wir in früheren Publikationen [6,7] bereits hingewiesen haben: Der Punkt MY stellt lediglich eine Annäherung der Referenzisodose an die Außenkontur des Uterus dar. Darauf sind wir nach wie vor angewiesen, da die verschiedenen bildgebenden Verfahren zwar in vielen Fällen eine diagnostisch verwertbare Auskunft über die Lage und Beschaffenheit des Uterus geben [8-12], aber eine routinemäßige und verläßliche Einbindung in die Bestrahlungsplanung bisher noch nicht möglich ist. Eine Verbesserung im Hinblick auf ein individualisiertes Vorgehen, an der wir übrigens schon seit geraumer Zeit arbeiten, wäre die Einführung mehrerer Dosis-Referenzpunkte. Exakter ausgedrückt: Jede am Rande des Applikatorbündels gelegene Kapsel erhält ihren eigenen Referenzpunkt.

Die Abbildungen 2a und b zeigen schematisch, daß die Referenzpunkte auf der Oberfläche von fiktiven Kreisen um die Applikatoren mit einem Radius von z.B. 2 cm liegen. Dreidimensional entsprechen diese Kreise Kugeln, die sich gegenseitig durchdringen. Gewählt wird nun der am exzentrischsten gelegene Punkt der Kugeloberfläche bezogen auf die Zentralachse des Uterus. Zur Auffindung benutzen wir die orthogonalen Röntgenaufnahmen. Verbindet man die Punkte, folgt die räumliche Isodosenverteilung wesentlich besser der Außenfläche des Organs als bisher. Das Referenzvolumen ähnelt praktisch einer Traube.

Bis zur endgültigen Lösung einiger Software-Probleme bleibt diese Dosierungsmethode, wie bereits erwähnt, ein Projekt, das allerdings in engem Bezug zu diesem Thema steht.

Was die individuell geplante Brachytherapie allgemein betrifft, gibt es eine ganze Reihe von Optimierungsmöglichkeiten – unter anderem die Einführung neuer Referenzpunkte an der Harnblase. Es wäre noch zu ergänzen, daß sich unser individuelles Vorgehen natürlich nicht nur auf die intrakavitäre Therapie beschränkt sondern auch auf interstitielle Behandlungsformen beim Vulva- und Mammakarzinom.

Die vorgestellten Beispiele zeigen, daß es alleine beim Zervix- und Endometriumkarzinom eine ganze Reihe von Möglichkeiten gibt, auf den Einzelfall einzugehen. Die Nutzung dieser Möglichkeiten sollte bei dem hohen Stand der Gerätetechnik eigentlich eine Selbstverständlichkeit sein. Das ist aber leider nicht überall die Realität. Es wird immer wieder die Meinung vertreten, der Mehraufwand lohne nicht. So planen nach einer Umfrage der Deutschen Gesellschaft für Medizinphysik an Kliniken mit Afterloading-Therapie *und* physikalischer Abteilung also bereits eine Positivauslese – allenfalls 50% der Befragten individuell. Das ist recht erstaunlich, denn das Eingehen auf den Einzelfall bedeutet auch in der täglichen Routine keinen unvertretbaren Mehraufwand, wenn man entsprechend personell und apparativ ausgestattet ist.

Es darf natürlich nicht übersehen werden, daß eine individuelle Planung nur dann sinnvoll ist, wenn andere grundlegende Maßnahmen, wie z.B. die Tamponade der Vagina bei Ring-Stift-Einlagen, ordentlich durchgeführt werden. Ist das nicht der Fall, kann auch eine ausgefeilte individuelle Planung nur wenig verbessern.

Literatur

1. Dale R.: The use of small fraction numbers in high dose-rate gynaecological afterloading: Some radiobiological considerations. Brit J Radiol 63:290, 1990
2. Fowler J. F.: The Radiobiology of Brachytherapy. In: Martinez A. A., Orton C.G., Mould R.F. (Eds.): Brachytherapy HDR and LDR Nucletron, Columbia 121, 1989
3. Ladner H.-A.: Therapieformen und Techniken bei der Bestrahlung des Kollumkarzinoms. In: Baier K., Herbolsheimer M., Sauer O. (Hrsg.): Interdisziplinäre Behandlungsformen beim Mammakarzinom und bei gynäkologischen Malignomen. Bonitas-Bauer, Würzburg 129, 1990
4. International Commission on Radiation Units and Measurements: Dose and Volume Specification for Reporting Intracavitary Therapy in Gynaecology. ICRU Report No. 38, Bethesda, Maryland, USA, 1985

5. Herbolsheimer M., Baier K., Götz-Gersitz U., Güllenstern M.-L., Rotte K., Sauer O.: Endometrial carcinoma remote HDR afterloading using modified Heyman packing. Activity 1, in press, 1991
6. Herbolsheimer M., Baier K., Gall P., Löffler E., Rotte K.: Ferngesteuerte intrauterine Nachlade-Packmethode beim Endometriumkarzinom. Röntgen-Berichte 17:226, 1988
7. Herbolsheimer M.: Intrauterine packing by remote HDR afterloading in endometrial carcinoma. In: Rotte K., Kiffer J. (Eds.): Changes in brachytherapy. Wachholz, Nürnberg 130,1989
8. Englmeier K.-H., Hecker R., Hötzinger H., Thiel H.: Automatische Kontursuche und Segmentierung von sonographischen Transversalschnittbildern des Uterus hinsichtlich einer optimierten individuellen Isodosengestaltung bei Korpuskarzinomen. Strahlentherapie 161:275, 1985
9. Hricak H., Stern J.L., Fisher M.R., Shapeero L.G., Winkler M.L., Lacey C.G.: Endometrial carcinoma staging by MR imaging. Radiology 162:297, 1986
10. Ries G., Kneschaurek P., Breit A.: Spezielle Therapieplanung im gynäkologischen Bereich (Brachytherapie). In: Frommhold W., Hübener K.-H. (Hrsg.): Computertomographie in der Strahlentherapie. Thieme 271, 1986
11. Roth G., Vahrson H., Rauthe G.: Die Hysterographie bei liegendem Afterloading-Applikator. Strahlentherapie 161:336, 1985
12. Sewchand W., Prempee T., Patanphan V., Whitley N.O., Heidtman B., Scott R.M.: Value of multi-planar CT images in interactive dosimetry planning of intracavitary therapy. Int. Rad. Oncol. Biol. Phys. 8:295, 1982

V. Allgemeine Gesichtspunkte zum Uteruskarzinom

Gesichtspunkte zur Vermeidung fortgeschrittener Tumorstadien

H. Sommer, H. Nöschel

Einleitung

Für den Strahlentherapeuten sind fortgeschrittene Tumorstadien ein wichtiges Aufgabengebiet. Die Mehrzahl dieser prognostisch ungünstigen Fälle sind vermeidbar, denn die gynäkologischen Malignome eignen sich prinzipiell für Vorsorgeuntersuchungen zur Früherkennung, teilweise bereits in praeinvasiven Stadien.

Das in den neuen Bundesländern seit 1952 bestehende Zentrale Krebsregister (bis Oktober 1990 Nationales Krebsregister des Zentralinstituts für Krebsforschung der DDR) weist in den letzten Jahren eine nahezu konstante Zahl von Neuerkrankungen aus ohne sichtbare Tendenzen einer Verschiebung zu günstigeren Stadien. Diese Stadienverschiebung besonders beim Zervixkarzinom zum Stadium I und zum Carcinoma in situ war vor etwa 20 Jahren im Rahmen zentral angeregter Reihenuntersuchungen zu beobachten.

Aus der Datenbasis von etwa 2,1 Millionen gemeldeter Neuerkrankungen seit 1952 bei 16 Millionen Einwohnern ergeben sich u.a. folgende epidemiologischen Erkenntnisse:

Die altersspezifische Inzidenz aller Malignome ist in den Altersgruppen vom 65. bis 75. Lebensjahr am höchsten bei gleichzeitiger Verlängerung der Verschleppungszeiten gegenüber Frauen unter 60 Jahren. Die Diagnoseverzögerung (über 3 Monate) durch die Patientin nimmt mit dem Alter stetig zu. Damit wird auf eine Personengruppe aufmerksam gemacht, auf die sich Bemühungen um die Früherkennung besonders richten müssen, wie unlängst auch Hochuli und Rageth [2] forderten.

Allerdings ist in der Inzidenz des Zervixkarzinoms ein besonderer Trend in den Altersgruppen 25-29 Jahre und 30-34 Jahre zu beobachten.

Im Jahre 1971 machte der Anteil 2,1 bzw. 5,9% aus. 1975 waren es 2,5 bzw. 7,0%, 1981 5,7 bzw. 7,6%, und 1986 stieg dieser Anteil auf 8,3 bzw. 11,8%. Offensichtlich verläuft der Kanzerisierungsprozeß an der Zervix heute bei jüngeren Frauen schneller.

Eigene Untersuchungen und Ergebnisse

Im Vergleich zum Gesamtzahlenmaterial des zentralen Registers kamen in der Universitäts-Frauenklinik Jena in den Jahren 1980 bis 1987 von insgesamt 1193 Tumorpatientinnen aller Lokalisationen 45% erst mit Tumorausdehnung ab Stadium II zur Aufnahme. Wir haben untersucht, welche Faktoren außer hohem Alter zu fortgeschrittener Erkrankung bei der Erstdiagnose prädisponieren.

Eine Stichprobe von 115 Patientinnen mit Genitaltumor ab Stadium II wurde durch gezieltes Interview analysiert, um Ursachen für die nicht erfolgte rechtzeitige Tumordiagnose zu finden [4].

Die Tabelle 1 zeigt, daß nur ein geringer Teil der befragten Patientinnen überhaupt an Vorsorgeuntersuchungen teilnahm. Diese Teilnahme war ab dem 50. Lebensjahr stark rückläufig. Patientinnen mit den absolut ungünstigen Stadien III bis IV hatten kaum an Vorsorgeuntersuchungen teilgenommen. Neben dem Alter spielten der soziale Status und der Familienstand eine Rolle. So ließen sich nur 30% der Frauen ohne Partner, die allerdings im Durchschnitt 5 Jahre älter waren als die Verheirateten, in zweijährlichem Intervall untersuchen. 34% der Patientinnen warteten nach dem Auftreten vom Symptomen und Beschwerden über 3 Monate bis zum ersten Arztbesuch.

Unter der Prämisse der prinzipiellen Vermeidbarkeit des invasiven Zervixkarzinoms einerseits und der Stagnation des Rückganges der Inzidenz seit 1978 und der Abnahme der Mortalität seit 1981 andererseits [3], kommt der Akzeptanzerhöhung von Krebsfrüherkennungsuntersuchungen Bedeutung zu. Gerade Frauen mit erhöhtem Krebserwartungsrisiko nehmen das Krebsfrüherkennungsprogramm nicht wahr.

Gemeinsam mit Mitarbeitern des Institutes für Sozialhygiene der Friedrich-Schiller-Universität Jena wurde der Versuch unternommen, die Risikogruppe »ältere Frauen« für eine Vorsorgeuntersuchung zu motivieren.

Tabelle 1: Tumorstadien in Abhängigkeit vom Teilnahmeverhalten an Vorsorgeuntersuchungen

Tumorart / Kontrollintervall	Stadium				
	II	III	IV	Summe	%
Zervixkarzinom					
bis 2-jährlich	12	0	0	12	34
über 2-jährlich oder gar nicht teilgenommen	14	6	3	23	66
Endometriumkarzinom					
bis 2-jährlich	6	1	0	7	32
über 2-jährlich	10	4	1	15	68
Ovarialkarzinom					
bis 2-jährlich	2	11	10	23	56
über 2-jährlich	3	10	5	18	44
Vulvakarzinom					
bis 2-jährlich	1	0	0	1	8
über 2-jährlich	6	4	1	11	92

Es erfolgten 630 Hausbesuche bei Frauen über 60 Jahre. 90% dieser Frauen hatten einen Hausarzt, zu dem sie regelmäßig bestellt wurden, lediglich 25% gingen regelmäßig zum Frauenarzt.

385 Frauen wurde der Besuch beim Frauenarzt angeboten gleichzeitig verbunden mit dem Angebot fester Termine ohne Wartezeiten. Lediglich 29 Frauen = 7,5% nahmen einen Termin wahr!

Ebenfalls ohne Resonanz blieb ein von uns angeregter parallel laufender Versuch in einem Landkreis:

Durch eine praktische Ärztin wurden populärwissenschaftliche Vorträge mit insgesamt 488 Teilnehmerinnen über Geschwulsterkrankungen und die Bedeutung von Vorsorgeuntersuchungen gehalten. 392 infrage kommende Vortragsteilnehmerinnen (letzte Untersuchung über ein Jahr zurückliegend) erhielten das Angebot für ein gynäkologische Untersuchung ohne jegliche situative Schwierigkeiten. 44 Frauen = 11,5% nahmen das Angebot wahr!

Die alleinige Information über den Sinn der Früherkennung hat leider nur eine sehr begrenzte teilnahmesteigernde Wirkung [1], auch das »wie« und »warum« der Krebstherapie und die Ausräumung falscher Vorstellungen gehören dazu. Entscheidend ist nach unserer Erfahrung letztendlich ein ganz *persönliches* Gespräch mit dem Arzt des Vertrauens. Die o.g. Ärztin versuchte in ihrer üblichen allgemeinmedizinischen Sprechstunde infrage kommende Frauen zur Vorsorgeuntersuchung zu motivieren. Von 420 angesprochenen Frauen nahmen 313 = 74,5% einen Termin wahr!

Fazit

Die Beteiligung an Krebsfrüherkennungsuntersuchungen hat sich nach vorübergehender hoher Akzeptanz besonders bei aktionsartigen Reihenuntersuchungen in Betrieben und in Wohngebieten bis 1980 im Gebiet der neuen Bundesländer auf gegenwärtig niedrigem Niveau stabilisiert.

Es besteht die Gefahr, daß die wenigen historischen Vorteile in der Onkologie Ostdeutschlands wie Zentrales Krebsregister, relativ zentralisierte Therapie, obligatorische Nachsorge bis mindestens zum 5. Jahr und Betreuung in etwa 220 Betreuungsstellen für Geschwulstkranke der Kreise, nivelliert werden. Deshalb ist die Festlegung im Einigungsvertrag zu begrüßen, daß das Statistikgesetz der Volkskammer der DDR vom 20.Juli 1990 bestätigt wird. Dieses Statistikgesetz beinhaltet u.a. das Weiterbestehen der ärztlichen Melde*pflicht* für alle Geschwulsterkrankungen mindestens für die kommenden zwei Jahre, wobei eine Ausnahmeregelung das Eingreifen des Datenschutzes ausschließt.

Der Anstieg des invasiven Zervixkarzinoms bei jungen Frauen ist ein Alarmzeichen, nicht nur die Zunahme der Risikofaktoren zu beobachten, sondern die sekundäre Prävention in *allen* Altersgruppen beizubehalten und voranzutreiben. Die bewährten Untersuchungsmethoden in der gynäkologischen Vorsorge zusammen mit neuen bildgebenden Verfahren (Vaginalsonographie, Dopplersonographie) geben hohe Sicherheit für die Diagnostik praeinvasiver und früher Stadien.

Populärwissenschaftliche Vorträge, Krebsbroschüren, Zeitungsartikel, Fernsehen und angstauslösende Appelle steigern die Teilnahmeziffern an Krebsfrüherkennungsuntersuchungen nur gering.

Wirksam erwies sich dagegen das vertrauensvolle Gespräch des Hausarztes mit infrage kommenden Frauen und die durch ihn initiierte Vorstellung beim Gynäkologen.

Literatur

1. Flatten G.: Beteiligung an den Krebsfrüherkennungs-Untersuchungen aus medizinischer, sozialmedizinischer und organisatorischer Sicht. Mitteilungsdienst der Gesellschaft zur Bekämpfung der Krebskrankheiten Nordrhein-Westfalen e.V. Nr. 54, S. 18-22, 1988
2. Hochuli E., Rageth Ch.: Zur Effizienz gynäkologischer Vorsorgeuntersuchungen - Perspektiven. Geburtsh. u. Frauenheilk. 50, S. 483-487, 1990
3. Möbius G., Bomke P., Geiling J.: Versager der Früherkennung des Zervixkarzinoms. Z. Klin. Med., S. 1505-1508, 1987
4. Sommer H., Nöschel H., Pausch J., Stech D.: Katamnestische Analyse aktueller Ursachen von Verschleppungsfällen in der gynäkologischen Onkologie. Z. ärztl. Fortbild. 84, S. 101-104, 1990

Allgemeine Gesichtspunkte zur Strahlentherapie des Uteruskarzinoms

H.-A. Ladner

Die unterschiedlichen Ansichten zum Stellenwert der Strahlentherapie in den neueren Übersichten [6,7,11,21,22,24,27] und die Zahlenangaben im Annual Report 1991 [19] lassen erkennen, daß es immer schwieriger wird, einheitliche Empfehlungen zur Optimierung der Behandlungsresultate beim Uteruskarzinom zu finden. Durch die zunehmende Zahl von Patientinnen, vorwiegend mit Endometriumkarzinom, aber auch mit Zervixkarzinom, die in kleineren und mittelgroßen Frauenkliniken nicht nur im FIGO-Stadium I primär operiert werden, erfolgt die postoperative Bestrahlung mit unterschiedlicher Indikationsstellung und Bestrahlungstechnik. Auch die Indikationen und Bestrahlungsmethoden kleiner und mittelgroßer Strahlenkliniken zur Primärtherapie von Uteruskarzinomen in Deutschland, Österreich, Schweiz, Schweden und Niederlanden variieren in den vergangenen 10 Jahren so erheblich, daß 5-Jahresergebnisse - auch größerer Frauenkliniken - heute kaum noch miteinander zu vergleichen sind. Dies gilt z.T. auch für Zahlenangaben, die relativ einheitlich beim Annual Report [19] vorgegeben werden, aber bezüglich ihrer Zuweisungsfrequenz einzelner Frauenkliniken in verschiedenen Zeiträumen erheblich schwanken. Daher variieren in der Tabelle 1 auch die prozentualen Angaben der aktuellen 5-Jahres-Heilungsraten der nur bestrahlten Zervixkarzinom-Patientinnen einiger deutscher Frauenkliniken, in denen zwischen 1982-1986 noch eigenständige gynäkologisch-radiologische Spezialabteilungen bestanden [1,11,12,20,21,27].
Zu erklären ist dies in erster Linie durch die Tatsache, daß in den vergangenen Jahren nur noch fortgeschrittene FIGO-Stadien der Strahlentherapie zugeführt werden; auch die Umstellung von Radium auf Kurzzeit-Afterloading-Verfahren und die reduzierte Patientinnenzahl blieben in einigen Frauenkliniken nicht ohne Einflüsse auf die 5-Jahres-Überlebensraten. Zusätzlich wird es immer schwieriger, die von mir beschriebenen [10] speziellen Prognosefaktoren für die Strahlentherapie zu berücksichtigen; auch die operativ-histologischen Prognosefaktoren werden bei den Indikationen und Bestrahlungsarten unterschiedlich berücksichtigt. So gibt es nur wenige Strahlentherapeuten, die bei ungünstigen radiologischen oder operativ-histologischen Prognosefaktoren des Uteruskarzinoms Strahlendosen über 50 Gy im Zielvolumen oder vaginale Strahlenapplikationen mit ausreichender

Tabelle 1: 5-Jahresüberlebensraten bei Zervixkarzinom (Behandlungszeitraum: 1982-1986) aus einigen Frauenkliniken mit gynäkologisch-radiologischen Spezialabteilungen: Op. sowie Op. und Bestrahlung / primäre Strahlentherapie (Daten aus Annual Report, Bd. 21)

Institution Zeitraum	ges. n	nur Strahlentherapie n	5a-ÜLR (%)	Op. allein Op. + Bestr n	5a-ÜLR (%)	5a-ÜLR gesamt (%)
Freiburg 1984/86	217	118	52,5	61 38	93,1 67,5	61,3
Gießen 1982/86	197	146	42,9	15 36	85,4 59,4	47,5
Göttingen 1982/86	306	184	51,8	46 76	90,8 69,7	54,8
Hamburg 1984/86	123	98	28,4	24 1	91,3 -	39,1
München I 1982/86	408	272	49,1	70 66	92,3 62,4	57,3
München II 1984/86	182	61	33,8	81 40	87,8 63,8	63,1
Würzburg 1982/86	217	143	36,3	50 24	93,9 57,3	46,0
Wien 1982/86	450	450	43,9	-	-	39,0

Dosishöhe einsetzen [1,11]. Trotz dieser schwierigen Ausgangssituation für die Strahlentherapie möchte ich getrennt für das Endometrium- und Zervixkarzinom einige Gesichtspunkte in Stichworten herausstellen, die sich aus den Erfahrungsberichten dieses Bandes und der Literatur ableiten lassen und die für Strahlentherapeuten und diagnostisch tätige Radiologen von Interesse sein können.

Tabelle 2: Zervixkarzinom, Stad. Ib und IIb 5-Jahres-Überlebensraten (ÜLR) nach Operation oder Strahlentherapie

Autoren Zeiträume	nur Operation n	 ÜLR	nur Strahlentherapie n	 ÜLR	zusätzliche Angaben
Ladner [11] 1990, (1975-86) Stad. Ib	 242	 87%	 84	 86%	Altersunterschied Bestr./Op.: 15a älter
Stad. IIb n = 993 (65%) gesamt	91	72%	252	68%	Einzelheiten s. Arbeit Teufel et al. in diesem Band

Endometriumkarzinom

- Die *vaginale Sonographie* [8,18] und die *Kernspintomographie* [14] sollten besonders bei Vorliegen ungünstiger histologischer Prognosefaktoren nach der diagnostischen Abrasio zur Beurteilung der Invasionstiefe im Myometrium und der Größe der pelvinen und paraaortalen Lymphknoten häufiger eingesetzt werden, weil dadurch die Therapiemodalitäten vor Therapiebeginn exakter als bisher festgelegt werden können. Auch Computertomographien mit Aspirationsbiopsie [18] und Hysterographien vor Therapiebeginn können hierbei hilfreich sein. Bildgebende Verfahren, insbesondere die Sonographie, gewinnen in der praetherapeutischen Diagnostik von Myometriuminfiltrationen und von pelvinen und paraaortalen Lymphknoten sowie in der Rezidivdiagnostik zunehmend an Bedeutung.

- Bei den Indikationen und Bestrahlungsarten zur *postoperativen* Zusatztherapie mittels ionisierenden Strahlen kann dem biologischen Alter durch veränderte Fraktionierungsschemata (1,2-1,5 Gy/d) der Teletherapie oder niedrigere Einzel-Fraktionierung und Gesamtdosen bei den vaginalen Afterloading-Methoden Rechnung getragen werden.

- Die Beeinflussung ungünstiger histologischer Prognosefaktoren durch Änderung der Strahlenparameter (Dosiserhöhung / paraaortale Bestrahlung) wurde bisher ungenügend untersucht und bedarf daher in Zukunft weiterer Abklärung [1,3,7,10].

- Auch beim inzwischen erhöhten Durchschnittsalter (1982-1986: in Freiburg 65 Jahre für alle Endometrium-Karzinom-Patientinnen und 68 Jahre für die nur Bestrahlten, [11]) ist anzustreben, die primäre Strahlentherapie kurativ zu planen; die palliative Strahlentherapie bleibt für die Rezidivtherapie reserviert. Dabei bedarf der kombinierte Einsatz von intrakavitärer Afterloading-Einlagen (mindestens 6 bei Kurzzeit-Methoden) und von Teletherapie einer sorgfältigen Kontrolle durch Lokalisationsaufnahmen und klinisch-gynäkologische Untersuchungen. Isodosen-Vorstellungen für definierte Bezugspunkte (evtl. Punkt MY / Serosa) und Dosismessungen in Rektum und Harnblase können Komplikationen vermeiden.

- Der Wert der Strahlentherapie bei den (neuen) FIGO-Stadien III a, c und IV kann nur durch rasche Auswertung der Behandlungsergebnisse bestrahlter Patientinnen an mehreren europäischen Frauenkliniken ermittelt werden; dies dürfte den zusätzlichen Einsatz von Hormon- oder Chemotherapie zunächst nicht beeinträchtigen; die Auswertung sollte jedoch auch jede Kombinationstherapie registrieren.

- Bei der abnehmenden Zahl derjenigen Patientinnen, die der Strahlentherapie - vaginal oder extern - zugewiesen werden, ist ein intensiver Erfahrungsaustausch der Strahlentherapeuten zu empfehlen, der sich auch auf die Zusammenstellung von 5-Jahres-Heilungsraten und auf die sorgfältige Analyse von Komplikations- und Rezidivursachen erstrecken muß.

- Das *Vaginalrezidiv* bleibt in der Nachsorge ein besonderes Problem; daher hat auch der Strahlentherapeut neben dem Gynäkologen die Aufgabe, sich mit der Erkennung und Therapie [13] von Vaginalrezidiven intensiv zu befassen. Ferner ist nach einer Publikation von Foote et al. 1988 [5] dem Auftreten von isolierten Lymphknotenmetastasen vermehrt Aufmerksamkeit zu widmen.

Zervixkarzinom

- Vaginale Sonographie und Lymphographie haben bisher zur Ermittlung der Tumorausdehnung wesentlich beigetragen [14]; ihr Einsatz ist neben der Sonographie und der Computertomographie des Abdomens [16] zum Ausschluß von uterusübergreifenden Tumorprozessen oder von Lymphknotenmetastasen zu überlegen, eventuell auch mit US- oder CTgeführten Punktionen pelviner oder paraaortaler Lymphknoten (Aspirationsbiopsie, [18]). Ferner lohnt sich ein Einsatz der Kernspintomographie bei der Rezidivsuche [29].

- Wenn auch bisher die Indikationen zur postoperativen Strahlentherapie bei manchen Operateuren umstritten sind, so sollte nach den Vorschlägen von Bahnsen und Frischbier in diesem Band und nach den Freiburger Erfahrungen die Strahlentherapie häufiger als bisher eingesetzt werden (Einzelheiten siehe [1,3,10,11]). Hierzu laufen multizentrische Studien, deren Ergebnisse abgewartet werden müssen.

- Sowohl beim FIGO-Stadium I b als auch beim II b-parazervikal bleibt die Strahlentherapie der Radikaloperation gleichwertig (Tabelle 2), wenn gewährleistet ist, daß mit regelmäßigen gynäkologischen Untersuchungen vor Afterloading(AL)-Einlagen Vorstellungen über Isodosen (auch Dosisüberschneidungen mit der Teletherapie) und Topographie (Uterusverlagerungen etc.) bestehen. Je mehr Fraktionen bei AL-Einlagen erfolgen, um so sorgfältiger müssen derartige Befunde kontrolliert und überwacht werden. Dabei wird anzustreben sein, mittels Ringapplikatoren verschiedener Größe (auch bei Iridium) die therapeutisch wirksamen Strahlendosen an der Zervix und paravaginal in sinnvoller Fraktionierung zu applizieren. Isodosen-Berechnungen mit Uterusgröße/-lage und Rektummessungen verbessern die Strahleneffekte ebenso wie regelmäßige Tastbefunde.

- Eine *Individualisierung* der Strahlentherapie - wie sie von Herbolsheimer in diesem Band beschrieben und von mehreren Autoren [11,23] schon seit Jahrzehnten empfohlen wird, erscheint in allen Strahlenkliniken dringender denn je, um bessere Heilungsergebnisse zu erreichen. Voraussetzungen hierfür sind detaillierte Kenntnisse der gynäkologischen Onkologie sowie Variabilität bei der Bestrahlungsplanung und -überwachung, sinnvolle Änderungen der Fraktionierungsschemata eingeschlossen. Hierbei sind Komplikationen zu vermeiden - die zunehmende Zahl fehlerhafter Bestrahlungen bei Uteruskarzinom gebietet jedoch besondere Vor- und Umsicht bei der Individualisierung, besonders in Zeiten von Personalnot oder bei Fehlen kooperativer Mitarbeiter in der Gynäkologie oder Strahlentherapie. Zur Individualisierung gehört auch die Einbeziehung der paraaortalen Lymphknoten in das Bestrahlungsvolumen [3] (Tabelle 3) und die Möglichkeit einer ausschließlich perkutan durchgeführten Strahlentherapie [Bahnsen 1990, 1992, und 26).

Tabelle 3: Zervixkarzinom, Effektivität zusätzlicher Paraaortalbestrahlungen nach Literaturangaben (zit. in: 11, 12)

Autoren	n	Überlebensrate %	Strahlendosen
Buchsbaum 1979	149	19% (2a)	54 Gy / 6-7 Wo.
Welander et al. 1981	127	11,5% (4a)	44 Gy / 5 Wo.
Nori et al. 1985	27	29% (5a)	44 Gy / 5 Wo. / Gy Boost
Podczaski et al. 1989 (1976-85)	26	27% (5a)	40-45 Gy
Lovecchio et al. (1969-81)	31	50% (Stad. Ib/IIa)	45 Gy
Ladner (1975-86)	84	21% (5a)	44-48 Gy / 5 Wo.

– Beim FIGO-Stadium III wird empfohlen, die Strahlendosen im Zielvolumen bei der Kontakt- und Hochvoltbestrahlung zu erhöhen [11], bevor langdauernde Studien über die Effektivität von Kombinationen Strahlen- und Chemotherapie erfolgen. Besondere Beachtung wird der vaginalen Strahlenauslastung zu widmen sein, zumal Vaginalrezidive nach Strahlentherapie relativ häufig beobachtet werden. Begonnene Studien sollten risikofaktorenadaptiert sein und bei Eintreten häufiger Komplikationen vorzeitig abgebrochen werden; sie schaden dem zukünftigen Einsatz der Strahlentherapie in der Gynäkologie!

– Fraktionierungsfragen bei der Kontakttherapie (Kurzzeit- und Mediumdose-Methoden) bedürfen weiterer Abklärung. Bestrahlungsuntersuchungen an Ca-Ski-Zellen (Beitrag Schulz-Wendtland und Bauer in diesem Band) können strahlenbiologische Thesen unterstützen; weiterhin sind jedoch noch entscheidende Erfahrungen in der klinischen Praxis zu erarbeiten.

Faßt man diese Empfehlungen zur Strahlentherapie des Uteruskarzinoms zusammen, dann ist anzustreben, die Strahlentherapie als bisher erfolgreiche Methode mit allen Möglichkeiten weiterhin intensiv und fachgerecht einzusetzen. Dadurch werden Frauenkliniker und Radiologen zu gemeinsamen Überlegungen aufgefordert, ob und wie die Kombination von Operation und Strahlentherapie durch Berücksichtigung von Prognosefaktoren, durch speziellen, sinnvollen Einsatz von Kontakt- und Hochvoltbestrahlung, durch verbesserten und gezielten Einsatz bildgebender Verfahren und durch Individualisierung in Zukunft der neuen Tumorsituation angepaßt werden können.

Literatur

1. Bahnsen J.: Die Indikation und Möglichkeit der ausschließlich perkutanen Strahlentherapie beim Zervixkarzinom. In: 25, 266-272, 1990
2. Baier K., Herbolsheimer M., Sauer O. (Hrsg.): Interdisziplinäre Behandlungsformen beim Mammakarzinom und bei gynäkologischen Malignomen. Bonitas-Bauer, Würzburg, 1990
3. Bauer M., Schulz-Wendtland R., Ladner H.-A.: Gibt es Indikationen für die paraaortale Strahlentherapie? In: 256-265
4. Christopherson W.M., Connelly P.J., Alberhsky R.C.: Carcinoma of the endometrium. An analysis of prognosticators in patients with favorable subtypes and stage / disease. Cancer 51, 1705-1709, 1983
5. Foote R.L., Schray M.F., Wilson T.O., Malkasian G.D.: Isolated Peripheral Lymph node recurrence of Endom. Carcinoma. Cancer 61, 2561-2565, 1988
6. Grant P.T., Jeffrey J.F., Fraser R.C., Tompkins M.G., Filbee J.F., Wong O.S.: Pelvic radiation therapy for gynecologic malignancy in geriatric patients. Gynecol. Oncol. 33, 185-188, 1989
7. Greer B.E., Hamberger A.D.: Treatment of intraperitoneal metastatic adenocarcinoma of the endometrium by the whole-abdomen moving-strip technique and pelvic boost irradiation. Gynecol. Oncol. 16, 365-373, 1983
8. Kamura T., Tesukamoto N., Tesuruchi N. et al.: Multivariate analysis of the histopathologic prognostic factors of cervical cancer in patients undergoing radical hysterectomy. Cancer 69, 181-186, 1992
9. Kleine W., Maier Th., Pfleiderer A.: Das Rezidiv beim Endometriumkarzinom - eine Einführung. In: 17, 191-197, 1991
10. Ladner H.-A.: Prognosefaktoren für die Strahlentherapie. In: 25, 44-58, 1990
11. Ladner H.-A.: Strahlentherapie des Zervixkarzinoms in Freiburg. In: 25, 241-255, 1990
12. Ladner H.-A.: Therapieformen und -techniken bei der Bestrahlung des Kollumkarzinoms. In: 2, 129-135, 1990
13. Ladner H.-A.: Strahlentherapie bei Rezidiven des Endometriumkarzinoms. In: 17, 198-207, 1990

14. Ladner H.-A.: Wertigkeit moderner bildgebender Verfahren in der Primärdiagnostik und Nachsorge von Patientinnen mit Genitalkarzinomen. Gynäkologe 20, 212, 1987
15. Ladner H.-A.: Zur Prognose und Strahlentherapie des Korpuskarzinoms. Radiologe 23, 12-19, 1983
16. Matsukuma K., Tsukamoto N., Matsuyama T., Ono M., Nakano H.: Preoperative CT study of lymph nodes in cervical cancer. Its correlation with histological findings. Gynecol. Oncol. 33, 168-171, 1989
17. Meerpohl H.-G., Pfleiderer A., Profous Chr.Z. (Hrsg.): Das Rezidiv in der gynäkologischen Onkologie. Springer, Berlin, Heidelberg, London, New York 1990
18. Nagano T., Nakai Y., Taniguchi F., Suzuki N., Wakutani K., Ohnishi T., Nakayama T., Shunuzu T., Tamura H., Ozawa M.: Diagnosis of paraaortic and pelvic lymph node metastasis of gynecologic malignant tumors by ultrasound-guided percutaneous fine-needle aspiration biopsy. Cancer 68, 2571-2574, 1991
19. Petterson F. (ed): Annual report on the results of treatment in gynecological cancer, vol. 21, Elsevier 1991
20. Rotte K., Kiffer J. (eds.): Changes in brachytherapy. Wachholz, Nürnb. 1989
21. Rotte K.: Long-time results of HDR afterloading in comparison with radium therapy in endometrium cancer in Würzburg. In: 28, 218-221, 1988
22. Sahakian V., Syrop C., Turner D.: Endometrial carcinoma: Transvaginal ultrasonography prediction of depth of myometrial invasison. Gynecol. Oncol. 43, 217-219, 1991
23. Scherer E.: Warum Suche nach Individualisierung bei der radiologischen Tumortherapie? Strahlenth. Onkol. 162, 621-623, 1986
24. Schlosser J., Toole G., Renziehausen K.: Zur Auswahl der Patientinnen und Durchführung der Strahlentherapie, Afterloadingtherapie und Telekobaltbestrahlung beim Zervixkarzinom. In 25, 273-278, 1990
25. Teufel G., Pfleiderer A., Ladner H.-A.(Hrsg.): Therapie des Zervixkarzinoms. Springer, Berlin, New York, Tokyo 1990
26. Upadhyay S.K., Symmonds R.P., Haelterman M., Watson E.R.: The treatment of stage IV carcinoma of cervix by radical dose radiotherapy. Radiother. Oncol. 11, 15-20, 1988
27. Vahrson H.: Clinical experience with fractionated high dose rate - afterloading-brachytherapy in carcinoma of the cervix. In: 20, 108-117, 1989
28. Vahrson H., Rauthe G. (Hrsg.): High dose rate afterloading in the treatment of cancer of the uterus, breast cancer and rectum. Urban u. Schwarzenberg, München, 1988
29. Williams P.M, Husband J.E., Heron C.W., Cherryman G.R., Koslin D.B.: Magnetic resonance imaging in recurrent carcinoma of the cervix. Brit. J. Radiol. 62, 544-550, 1989

VI. Vulva- und Vaginalkarzinom

Die Strahlentherapie des Vulvakarzinoms

A.C. Almendral

I. Einleitung

Bezeichnend für die Stellung der Strahlentherapie zur Behandlung des Vulvakarzinoms ist die Tatsache, daß selbst Kliniken, die maßgebend an der Entwicklung der gynäkologischen Strahlentherapie beteiligt waren, operative Verfahren entwickelten und anwenden. Die Strahlentherapie wird dann nur zur Unterstützung der lokalen operativen Maßnahmen verwendet [1].

II. Anwendungsmöglichkeiten

Die ausschließliche Strahlentherapie wird vielfach als die ungünstigste Art der Behandlung betrachtet. Gründe dafür sind verschiedene biologische Eigenschaften des Vulvakarzinoms und seiner Trägerin:

1. Die Vulvaregion und die benachbarten Strukturen weisen eine hohe Strahlenempfindlichkeit auf, die auf folgende Faktoren zurückzuführen sind:

   a) Reichtum an Blutgefässen, Haarfollikeln, apokrinen und ekkrinen Schweißdrüsen
   b) andauernde Feuchtigkeit durch Schweiß, Urin und vaginalen Ausfluß und
   c) dauernde Traumatisierung.

2. Vulvakarzinome sind häufig von Haut- und Bindegewebsveränderungen begleitet, die die Strahlentoleranz noch weiter herabsetzen. So zeigen bis über die Hälfte aller Vulvakarzinome eine begleitende Vulvadystrophie unterschiedlichen Ausmaßes und etwa ein Viertel der Fälle andere Hautveränderungen, wie Ekzeme, Condylomata acuminata, Lymphogranuloma venereum und Vitiligo.

3. Das Vulvakarzinom entsteht auf dem Boden einer epithelialen Atypie, wobei gefährdete oder bereits erkrankte Areale nicht ohne weiteres makroskopisch erkennbar sind. Dies bedeutet, daß bei kurativer Therapie die ganze Vulva bestrahlt werden muß. Eine Bestrahlung mit wirksamer Tumordosis ist ohne schwerwiegende Strahlenfolgen kaum durchführbar.

4. Da das Vulvakarzinom sich frühzeitig lymphogen ausbreitet, ist eine Behandlung auch der Inguinalregion notwendig. Die Berücksichtigung dieses Umstandes und die notwendige Bestrahlung der ganzen Vulva ergeben eine große Volumendosis mit den Risiken einer Strahlenschädigung. Auch die Einführung modernerer Bestrahlungsverfahren hat an dieser Situation prinzipiell nichts geändert.

Die ausschließliche Strahlentherapie wird man jedoch durchzuführen haben, wenn eine lokale oder allgemeine Inoperabilität besteht oder wenn die Patientinnen den operativen Eingriff ablehnen.

Weitere Anwendungsmöglichkeiten der Strahlenbehandlung sind:
1. die präoperative Bestrahlung
2. die Strahlentherapie der regionalen Lymphknoten zur Unterstützung von lokalen operativen Maßnahmen (Tumorexzision, partielle oder totale Vulvektomie, Elektrokoagulation)
3. die prophylaktische Nachbestrahlung nach ausgedehnten Operationen
4. die kurative Nachbestrahlung der nicht vollständig entfernten Tumoren oder von Lymphknotenmetastasen
5. die Strahlenbelastung von Rezidiven und Metastasen.

In diesem Zusammenhang soll darauf hingewiesen werden, daß die Strahlenbehandlung nicht in der Lage ist, Versäumnisse der operativen Therapie zu korrigieren.

III. Bestrahlungsmethoden

Als Bestrahlungsverfahren des Primärtumors und/oder der regionären Lymphknoten können prinzipiell die *Kontakttherapie* mit Radium oder anderen radioaktiven Isotopen, die *konventionelle Strahlentherapie*, wie Nachbestrahlung und Tiefen- und Halbtiefenröntgentherapie, und die *Megavolttherapie* eingesetzt werden. Die verschiedenen Arten der Brachytherapie und die konventionelle Strahlentherapie werden heute kaum noch angewendet. Diese Methoden sind durch die Megavolttherapie ersetzt.

Die *Telegammatherapie*, d.h. die Anwendung von radioaktivem Kobalt als Strahlenquelle, oder die hochenergetischen Röntgenstrahlen *Linear- und Kreisbeschleuniger* sind für die Bestrahlung der Lymphabflußgebiete geeignet. Die applizierten Dosen schwanken zwischen 4000 und 6000 cGy bei einer Fraktionierung von 200 bis 300 cGy. Diese beiden Bestrahlungsmethoden haben sich auch zur lokalen Bestrahlung von ausgedehnten Vulvatumoren bewährt [1,3,4].

Die *Strahlentherapie mit schnellen Elektronen* wird heutzutage als besonders geeignet für die Behandlung des Vulvakarzinoms angesehen. Es gelingt damit in einer gewissen Schichtdicke, eine hohe Dosis zu erzielen und das darunterliegende Gewebe zu schonen. Da aber die therapeutische Reichweite bei der üblicherweise angewandten Energie von 18 MeV Elektronen auf 6,5 cm begrenzt ist, sollte der Tumor eine Tiefenausdehnung von 4 cm nicht wesentlich überschreiten. Außerdem muß bei der Dosierung das biologische Dosisäquivalent (RBW) berücksichtigt werden, das wiederum von der angewandten Energie abhängt. Eine seletivere Tumorwirkung der Elektronentherapie im Vergleich zur Photonenstrahlung ist weder von strahlenphysikalischen noch von strahlenbiologischen Gesichtspunkten aus zu erwarten. Die Dosen schwanken zwischen 4000 bis 7000 cGy bei einer häufig angewandten Fraktionierung von 300 cGy [1,4].

IV. Grundsätze der Strahlentherapie

Bei der Strahlenbehandlung des Vulvakarzinoms sind folgende allgemeine Gesichtspunkte zu berücksichtigen:

1. Das bestrahlte Gewebe soll volumenmäßig auf das notwendige Minimum begrenzt werden. Eine adäquate räumliche Dosisverteilung kann mit der Elektronentherapie und mit hochenergetischen Röntgenstrahlen erzielt werden. Die regionären Lymphknoten sind auf jeden Fall mitzubestrahlen.

2. Besonderer Aufmerksamkeit bedarf die Wahl der adäquaten Strahlenenergie bei der Elektronentherapie. Strahlenenergie sowie Größe des Bestrahlungsfeldes sind von der Tumorausdehnung abhängig. Der Aufbaueffekt der hochenergetischen Quantenstrahlung kommt wegen der Hautunregelmäßigkeiten im Bereich der Vulva nicht zum Tragen.

3. Eine adäquate Behandlung des bestrahlten Gebietes ist zur Vermeidung der primären Strahlenreaktion und zur Vorbeugung von schweren Strahlenfolgen bedeutungsvoll. Die Feuchtigkeit dieser Region muß vor allem durch Frischluftbehandlung, durch Beseitigung des vaginalen Ausflusses und eventuell durch die Anwendung eines Dauerkatheters bei Harninkontinenz bekämpft werden. Unter Umständen ist auch Bettruhe zur Vermeidung von Traumen in dieser Region notwendig. Im übrigen richtet sich die medikamentöse Therapie nach den anerkannten Richtlinien zur Behandlung der Strahlenreaktion [1].

V. Ergebnisse der Behandlung

Die Heilungsrate der ausschließlich mit konventionellen Bestrahlungsmethoden behandelten Vulvakarzinome ist nicht befriedigend. Sie übersteigt selten die Grenze von 25%. Es wird jedoch häufig über gute primäre und palliative Resultate berichtet. Solche werden auch mit der hochenergetischen Quantenstrahlung beobachtet [4,6,9].

Bessere Resultate werden mit der sog. »kombinierten« Therapie erreicht. Die Heilungsziffern liegen zwischen 25 und 40% [7]. Die differenten Ergebnisse sind teilweise auf die unterschiedliche Zusammensetzung des Krankengutes zurückzuführen. Allerdings ist es nicht von der Hand zu weisen, daß Mißerfolge auf die Anwendung nicht optimaler Methoden zurückzuführen sind [1].

Va. »Stockholmer, Wiener, Münchner Methoden«

Eine Methode der kombinierten Behandlung soll wegen ihrer guten Resultate ausführlich dargelegt werden. Es handelt sich um die Elektrokoagulation des Vulvagebietes mit anschließender Bestrahlung und/oder eventuell selektiver inguinofemoraler Lymphonodektomie. Sie wurde von Berven entwickelt und ist als Stockholmer Methode in der Literatur bekannt. Berven (1949) selbst erreichte bei über 286 Fällen eine absolute Heilungsrate von 38,1%. Über die Behandlungsergebnisse von 560 auf diese Weise behandelten Patientinnen berichteten Edsmyr und Kottmeier [Lit. beil.]. Die Behandlungsrate betrug 85,3%, d.h., von 657 beobachteten Fällen wurden 560 einer Elektrokoagulation der Vulva unterzogen. Für die Technik der Elektrokoagulation mit Bestrahlung der Leistenregion wird auf die Literatur verwiesen [9,10]. Die primäre Mortalität betrug zuerst 3%, später fast 0%. Die 5-Jahres-Überlebensrate lag bei 41,6% oder korrigiert unter Berücksichtigung der interkurrent Verstorbenen bei 45%. Insgesamt wurden 16 lokale Rezidive beobachtet. Als Komplikationen traten auf: Genitalprolaps (5,6%), Stenosen des Introitus (18%), 5 rektovaginale, bzw. vesikovaginale Fisteln und 2 Ostitiden der Symphyse.

Weghaupt [10] hat 487 Patientinnen mit einer etwas modifizierten Stockholmer Methode behandelt. Die primäre Mortalität betrug 1%. Von dem Gesamtkrankengut überlebten 301 Patientinnen 5 Jahre. Dies entspricht einer unkorrigierten 5-Jahres-Überlebensrate von 61,8%. Interkurrent starben 52 Patientinnen (10,7%). Ohne klinisch verdächtige Lymphknoten (Stadium I und II) betrug die absolute 5-Jahres-Heilung 75,3%, mit klinisch verdächtigen Lymphknoten (Stadium III und IV) 45,5%. Erstaunlich gut ist die lokale Symptomfreiheit von 97%.

Eine etwas modifizierte Stockholmer Methode wird in der 1. Münchner Frauenklinik verwendet. Hier wird allerdings das Vulvagebiet lokal mit schnellen Elektronen zusätzlich bestrahlt. Die unkorrigierte 5-Jahres-Überlebensrate von insgesamt 159 Patientinnen beträgt für die Stadien I und II 62% und für die Stadien III und IV 24% [6]. Vorteile der Stockholmer Methode sind die relativ guten Ergebnisse, die hohe Behandlungsrate, die geringe Letalität und primäre Morbidität sowie die lokale Symptomfreiheit durchschnittlich bei über 85% der Fälle. Nachteile sind eine lange Behandlungs- und Heilungsdauer und die daraus resultierenden pflegerischen Probleme sowie der fehlende histologische Befund der Lymphknoten.

Vb. Schnelle Elektronen

Die Therapie mit schnellen Elektronen wird vielerorts als Behandlung der Wahl des Vulvakarzinoms betrachtet. Daher werden die bisherigen Ergebnisse ausführlich dargestellt. Meistens wird über kleine Zahlen und gute Resultate berichtet. Es sollen jedoch nur Kollektive von mehr als 50 Fällen berücksichtigt werden.

Über die »Hamburger Methode« wurde mehrfach berichtet. Im Zeitraum von 1956 bis 1978 wurden 446 Patientinnen behandelt. Die angewandten Bestrahlungstechniken und die Dosierung finden sich in der erwähnten Publikation [2]. Die 5-Jahres-Überlebensrate des Gesamtkollektivs beträgt 45,1%. Die Stadien I und II weisen eine 5-Jahres-Überlebensrate von

52,6%, die Stadien III und IV eine solche von 39,2% auf. Die primäre exsudative Strahlenreaktion ist in den meisten Fällen einige Wochen nach Beendigung der Bestrahlung abgeklungen. Nur wenig Fälle mit ausgedehnten Tumoren zeigen eine andauernde Ulkusbildung. Nach einem Intervall von wenigen Monaten bis zu 2 Jahren entwickelt sich eine typische Strahlenreaktion: Pigmentveränderungen, Teleangiektasien, Vernarbungen, Atrophie und Indurationen der Labien und des subkutanen Gewebes sowie Stenosen des Introitus vaginae. Die Häufigkeit der durch diese Veränderungen verursachten subjektiven Beschwerden wird nicht angegeben. Schwere Komplikationen in Form von Ulzerationen, Abszessen, Osteoradionekrosen (6 Fälle), Urethralstenosen (2 Fälle) und Rektumstenosen (3 Fälle) wurden bei 42 Patientinnen (11%) beobachtet [2].

Frischkorn hat über die in Göttingen gemachten Erfahrungen berichtet [1,4]. In der Zeit von 1952 bis 1963 wurden 180 primäre Vulvakarzinome, 23 Urethralkarzinome, 5 Sarkome, 35 Rezidive und 2 sekundäre Vulvakarzinome beobachtet. Von 190 planmäßig behandelten Patientinnen mit Vulva- und Urethralkarzinomen überlebten 39,5% 5 Jahre. Bei 99 Patientinnen wurde eine Bestrahlung mit energiereichen Elektronen als Schwerpunkt der Therapie durchgeführt. Bei 87 dieser Patientinnen wurde eine 5-Jahres-Überlebensrate von 43,5% beobachtet. Bei einem Vergleich der Überlebensrate der mit konventionellen und der mit schnellen Elektronen behandelten Vulvakarzinome ergaben sich keine statistisch signifikanten Unterschiede. Etwa 30% der Patientinnen litten an strahlenbedingten Folgezuständen, die für sie ebenso belastend waren wie die primäre Krankheit.

Sack und Makoski [8] berichteten über 83 Patientinnen, die primär oder im Anschluß an eine Operation mit schnellen Elektronen bestrahlt wurden. Die 5-Jahres-Grenze erreichten nur 18 von 75 Patientinnen (24%). Die Autoren kommen zur Schlußfolgerung, daß das primäre chirurgische Vorgehen unersetzlich bleibt. Offenbar steht die Verhinderung von örtlichen Rezidiven und die Verbesserung der Heilungsziffern in engem Zusammenhang mit der Radikalität des vorausgegangenen Eingriffs [1]. Frischkorn machte eine ähnliche Beobachtung.

Die mit energiereichen Elektronen erzielten Heilungsziffern liegen in einem Bereich, die dem Vergleich mit anderen Behandlungsmethoden durchaus standhalten. Dagegen sind Häufigkeit und Schwere der Strahlenfolgen kaum akzeptierbar. Diese Therapie in ausreichender Dosierung und mit ausreichender Energie und Feldgröße verursacht in einem erheblichen Prozentsatz der Fälle Strahlenfolgen, die denen der konventionellen Röntgen-therapie in nichts nachstehen. Daher läßt sich aufgrund der vorliegenden Erfahrungen der Schluß ziehen, daß die ausschließliche Behandlung der Vulvakarzinome mit energiereichen Elektronen bei lokal und allgemein operablen Fälle vermieden werden sollte. Darüber hinaus kann die Bestrahlung dieser Region mit energiereichen Elektronen nicht als Strahlentherapie der Wahl angesehen werden. Auch mit energiereichen Röntgenstrahlen können räumliche Dosisverteilungen erzielt werden, die denjenigen der Elektronentherapie ähnlich sind [1,4].

VI. Besondere Anwendungsgebiete

Eine *präoperative Bestrahlung* wird versuchsweise bei ausgedehnten Befunden vorgenommen mit dem Ziel, die Ausdehnung des nachfolgenden operativen Eingriffs zu verringern. Die bisher in Einzelfällen gemachten Erfahrungen sind ermutigend [2]. Die Bedeutung der postoperativen *Nachbestrahlung* kann aus den vorliegenden Schritten nicht ermittelt werden. Die Wirksamkeit einer postoperativen Strahlentherapie der pelvinen Lymphknoten bei histologisch nachgewiesenen inguinalen Lymphknotenmetastasen wird zur Zeit in den USA an einer prospektiven Studie der GOG geprüft. Vorläufige Resultate zeigen eine Überlegenheit der Strahlentherapie gegenüber der Lymphonodektomie [9] . Eine weitere Indikation zur Strahlentherapie stellen *lokoregionäre Rezidive* nach Vulvektomie und inguinofemoraler Lymphonodektomie dar. Bei kleinen Tumoren kann sogar häufig eine Heilung erreicht werden; bei größeren Tumoren besteht oft nur ein palliativer Effekt. Dagegen sollen Rezidive nach Strahlentherapie nur operativ angegangen werden [10].

Zusammenfassung

Die Strahlentherapie beim Vulvakarzinom hat nicht die Bedeutung wie bei anderen Genitalmalignomen (z.B. Zervixkarzinom). So soll die ausschließliche Strahlentherapie wenn möglich vermieden werden. Die Hauptanwendung der Strahlentherapie stellt die Bestrahlung der regionalen Lymphknoten zur Vervollständigung von lokalen operativen Maßnahmen dar. Die präoperative Bestrahlung von ausgedehnten Befunden und die radiologische Behandlung von lokoregionalen Rezidiven sind weitere vereinzelte Indikationen.

Literatur

1. Almendral A.C., Frischkorn R.: Die Indikationen der Strahlentherapie zur Behandlung des Vulvakarzinoms. Gynäkologe 8, 87-92, 1975
1a. Almendral A.C., Torhorst J.: Tumoren der Vulva. In: Gynäkologie und Geburtshilfe, Bd. III/2, Spez. Gynäkologie 2, 2. Aufl., hrsg. von Friedberg V., Thomsen K., Thieme, Stuttgart, S. 14, 257-269, 1988
2. Frischbier H.-J.: Die Strahlentherapie des Vulvakarzinoms (Hamburger Methode). In: Erkrankungen der Vulva, hrsg. von Zander J., Baltzer J., Urban & Schwarzenberg, München, 161-167, 1986
3. Frischbier H.-J., Schreer I., unter Mitarbeit von Vahrson H., Rohde U.: Gynäkologische Radiologie. In: Gynäkologie und Geburtshilfe, Bd. III/I, Spez. Gynäkologie 1, 2. Aufl., hrsg. von Käser O., Friedberg V., Ober K.G., Thomson K., Zander J., Thieme, Stuttgart, 2.2-2.72, 1985
4. Frischkorn R.: Gynäkologische Strahlentherapie. In: Klinik der Frauenheilkunde und Geburtshilfe. Bd. II, hrsg. von Wulf K.H., Schmidt-Matthiesen H., Urban & Schwarzenberg, München, 501-664/59, 1975
5. Kolstad P.: Clinical Gynecologic Oncology - The Norwegian Experience. Norwegian University Press 1986
6. Lochmüller H.: Radiologische Behandlungsmethoden des Vulvakarzinoms (Münchner Methode). In: Erkrankungen der Vulva, hrsg. von Zander J., Baltzer J., Urban & Schwarzenberg, München, 168-173, 1986
7. Plentl A.A., Friedman E.A.: Lymphatic System of the Female Genitalia. Saunders, Philadelphia 1971
8. Sack H., Makoski M.B.: Ergebnisse der Elektronentherapie von operierten und nichtoperierten Tumoren der Vulva. Strahlentherapie 145:256-263, 1973
9. Sevin B.U., Homesley H.D.: Das Vulvakarzinom. Gynäkologe 19:109-115, 1986
10. Weghaupt K: Vulvakarzinom - Elektroresektion und Elektrokoagulation der Vulva (Wiener Methode). In: Erkrankungen der Vulva, hrsg. von Zander J., Baltzer J., Urban & Schwarzenberg, München, 150-160, 1986

Die Strahlentherapie des Vaginalkarzinoms

H. Vahrson

Das Vaginalkarzinom gilt als die Domäne der Strahlentherapie unter den Genitalkarzinomen. Nach dem Annual Report, Band 20, wurde eine alleinige Operation nur in 39 von 536, das sind 7,3% der behandelten Fälle, vorgenommen. Die Ergebnisse bei den verschiedenen Therapiearten und -kombinationen zeigt die Tabelle 1.

Das gute Ergebnis von 18/22 = 81,8% 5-Jahresüberlebensrate (5-JÜ) im Stadium I wurde offenbar an einem stark selektierten Krankengut erzielt. Das Kollektiv der primär operierten Patientinnen, die nachbestrahlt wurden, zeigt mit 11/23 = 47,8% 5-JÜ bereits die gleiche Überlebensrate wie das große nur bestrahlte Kollektiv mit 54/112 = 48,2%, d.h. trotz der Selektion hat die Operation das durch die Bestrahlung vorgegebene Ergebnis nicht verbessern können. Es sollte daher künftig die Indikation zur Operation und deren Radikalität enger definiert werden, um eine erkennbare Ergebnisverbesserung zu erzielen. Im Gießener Patientengut sind z.B. statt einer Probeexzision zunehmend häufiger mehr oder weniger vollständige Exzisionen des Vaginaltumors vorausgegangen, die nur das Bild verschleiern, die wirksame Therapie verzögern und damit zum schlechteren Gesamtergebnis beitragen.

Die in den letzten beiden Jahrzehnten erzielten Heilungsergebnisse aus dem Annual Report, Band 16-20, zeigt die Tabelle 2.

Sie bewegen sich zwischen 33,5% und 39,4%, wobei die schwankende Zahl berichtender Institute und der nicht behandelten Patientinnen mit berücksichtigt werden muß. Immerhin zeigt die 5-JÜ von 39,4% im letzten Zeitraum 1979 bis 1981 bei fast 98%-iger Behandlungsfrequenz den bisher höchsten Stand.

Tabelle 1: Carcinoma of the vagina, 1979-1981. Five-year survival by stage and mode of treatment

Mode of treatment	Stage I			Stage II		
	No. treated	5-yr survival No.	%	No. treated	5-yr survival No.	%
Surgery	22	18	81,8	11	7	-
Surg foll by rad	23	11	47,8	11	8	-
Rad foll by surg	5	4	-	11	8	-
Rad & surg & rad	0	-	-	0	-	-
Radiotherapy	112	54	48,2	134	49	36,6
Chemotherapy	1	0	-	1	0	-
Total	163	87	53,4	168	72	42,9
	Stage III			Stage IV		
Surgery	3	1	-	3	2	-
Surg foll by rad	3	2	-	4	1	-
Rad foll by surg	1	1	-	1	1	-
Rad & surg & rad	0	-	-	1	0	-
Radiotherapy	132	35	26,5	52	3	5,8
Chemotherapy	2	0	-	3	1	-
Total	141	39	27,7	64	8	12,5

Tabelle 2: Vaginalkarzinom: Behandlungsergebnisse aus den Jahren 1962-1981 (nach Annual Report Band 16-20)

Band	16	17	18	19	20
Jahrgänge	1962-68	1969-72	1973-75	1976-78	1979-81
Institute	59	49	55	66	55
unters. Pat.	1132	602	561	641	547
behand. Pat.	1075	576	541	607	536
behand./unters. %	94,9	95,7	96,4	94,7	97,9
5-JÜ der behand. Pat.%	33,5	37,3	37,5	34,8	39,4

Giessener Ergebnisse: Altersentwicklung

Das mittlere Erkrankungsalter betrug von 1957 bis 1978 bei 94 Patientinnen 63 Jahre, von 1978 bis 1986 bei 30 Patientinnen über 69 Jahre mit weiter steigender Tendenz.

Tumorlokalisation

Eine Untersuchung an 94 Pat. der UFK Gießen [2] ergab als Prädilektionsstellen das obere 1/3 der Scheide (44,7%), die Hinterwand (43,6%) und die Vorderwand (30,9%), wobei in mehreren Fällen die Lokalisation überlappend war (Tabelle 3).

Bestrahlungsverfahren

Entsprechend der unterschiedlichen Lokalisation wurde fast jede nur mögliche Perkutanbestrahlung ausgeführt, z.B. in der Röntgenära bis 1965 die Bestrahlung mit dem Körperhöhlenrohr (selten), mit Pendelkonvergenz oder mit Stehfeldern, kombiniert mit intravaginaler Radium-Brachytherapie.

In der Hochvoltära waren es vor allem die Giessener biaxiale, bisegmentale Telekobaltpendelbestrahlung [4] oder die Hamburger biaxiale Telekobalt-Pendelung [3], die bei Tumoren in den oberen 2/3 der Scheide zur Anwendung kamen. Bei beiden Bestrahlungen liegt das Dosismaximum in Beckenmitte und die seitliche Beckenwand im Bereich der 70%-Isodose. Daneben wurden Beckengegenfeldbestrahlungen bis zu Großfeldern mit Einschluß der Leisten und der paraortalen Lymphknoten gegeben. Dazu kamen bei vulvanahem Sitz Photonen/Elektronen -Vulvafelder und Elektronen-Leistenfelder. Selbst ausschließliche Elektronen-Vulva- und Leistenfelder wurden angewendet bei Vaginal-Ca auf Prolaps. Alle genannten Giessener Bestrahlungsmethoden wurden bereits früher ausführlich beschrieben [4]. Es gibt also keine typischen Bestrahlungen für das Vaginalkarzinom, sondern nur eine dem Tumorsitz und der -ausdehnung angepaßte individualisierte Bestrahlung. Auch die tolerable Gesamtdosis schwankt entsprechend der vaginalen Belastbarkeit von ca. 50 Gy in Vulvanähe bis maximal 80-90 Gy im Scheidengewölbe unter HDR-AL-Bedingungen.

Tabelle 3: Häufigkeitsverteilung der Tumorlokalisation

Tumorloka- lisation	1957-65 %	1966-75 %	1976-79 %	1957-79 %
OB 1/3	38,5	54,8	31,0	*44,7*
MITTL 1/3	2,6	0,0	0,0	1,7
UNT	10,3	4,8	15,4	8,5
MITL/UNT 1/3	0,0	2,4	0,0	1,1
OB/MITTL 1/3	12,8	16,7	0,0	12,8
TOTAL	10,3	7,1	15,4	9,6
HW	43,6	47,6	31,0	*43,6*
VW	33,3	30,9	23,1	*30,9*
Re Wand	12,8	21,4	7,7	15,9
Li Wand	5,1	21,4	0,0	11,7
PROLAPS	0,0	2,4	0,0	1,1
n =	39 Pat.	42 Pat.	13 Pat.	94 Pat.

Heilungsergebnisse und Komplikationen

Die Strahlentherapie des Vaginalkarzinoms der letzten Jahrzehnte folgte einer großen Leitlinie: Die Reduzierung der früher übergewichteten Radium-Brachytherapie zugunsten einer Erhöhung der Teletherapie-Dosis. Diese Umgewichtung bewirkte eine Verdoppelung der 5-Jahresüberlebensrate von 20 auf 40% und eine Reduzierung der Fistelfrequenz von ca. 20 auf 10%, wie die Zusammenstellung der Göttinger und Gießener Ergebnisse zeigt (Tabelle 4). Nachfolgend werden die Giessener Ergebnisse 1957-1985 in den drei verschiedenen Therapie-Ären dargestellt, wobei die Ergebnisse der ersten und zweiten Ära mit den Tabellen 5 und 6 der Dissertation von Ransburg [2] entnommen wurden.

1. Konventionelle Radium-Röntgen-Therapie 1957-1965. In dieser Zeit wurden 39 Patientinnen behandelt, von denen 16 überlebten (41%). 6 Fisteln wurden beobachtet (15%), darunter eine Rektum-Blasen-Scheidenfistel.

Tabelle 4: Verbesserung der Heilungsergebnisse beim Vaginalkarzinom durch Reduzierung der vaginalen Radiumdosis und Erhöhung der perkutanen Röntgen-/ Photonen-/ Telekobalt-Dosis

	Bestrahlungsart und Dosis		5-Jahres-Heilung	
Universitäts-Frauenklinik Göttingen (1927-1941)	6000 mgeh 1500-1800 600-800 R	Radium (fraktioniert) intravaginal R OD Stehfeld (2 Unterbauch- 2 Glutealfelder) OD Stehfeld (Vulva-Dammfeld)	5/25	20%
(1937-1944)	2400 R HD 2400-2800 R	Körperhöhlenrohr HD Stehfeld (2 Unterbauch- 2 Glutealfelder)	10/50	20%
Universitäts-Frauenklinik Gießen (1957-1965)	4000 mgeh 2000-3000 3000-4000	Radium (fraktioniert) intravaginal R HD Pendelkonvergenz oder R OD Stehfeld (2 Unterbauch- 2 Glutealfelder)	16/40	40% ⎤
(1966-1975)	2000 mgeh 5000 rd HD	Radium (fraktioniert) intravaginal biaxiale Telekobaltpendelbe-strahlung oder opponierende Photonen-Stehfelder (1 Unterbauch- 1 Glutealfeld) oder Vulva-Dammfeld und Leistenfelder	17/38	33/78 42,3% 44,7% ⎦

2. *Radium-Hochvolt/Telekobalt-Therapie* 1966-1977. In dieser Zeit wurden 45 Patientinnen behandelt, von denen 17 überlebten (38%). Dabei traten 5 Fisteln auf (11%). Die Dosis-Umgewichtung vom Radium auf die Perkutanbestrahlung hatte also bei gleichen Heilungsergebnissen zu einer reduzierten Fistelfrequenz geführt. Auch der Todeszeitpunkt der 28 am Tumor Verstorbenen wurde dokumentiert: Die Hälfte von ihnen verstarb bereits innerhalb des 1. Jahres nach Therapiebeginn (50%), im 2. Jahr waren 82%, im 4. Jahr 89% und im 5. Jahr 100% verstorben. Für beide obigen Zeiträume und wenige Patientinnen des dritten Zeitraumes (insgesamt 94 Patientinnen) verteilen sich die Fisteln folgendermaßen auf die Stadien (Tabelle 5):

Tabelle 5: Zeitpunkt des Auftretens der Fisteln in Abhängigkeit vom Stadium bei 94 Patientinnen 1957-1979

Stad. I	nach	8 Monaten	Rektumscheidenfistel
		2 Jahren	Rektumscheidenfistel
		2 J. 5 Mon.	Rektumscheidenfistel
	n = 22 Pat.		
Stad. II	nach	1 J. 6 Mon.	Rektumscheidenfistel
	n = 41 Pat.		
Stad. III	nach	1 Monat	Rektumscheidenfistel
		2 Monaten	Blasenscheidenfistel
		3 Monaten	Blasenscheidenfistel
		5 Monaten	Blasenscheidenfistel
		9 Monaten	Rektumscheidenfistel
		1 Jahr	Rektumscheidenfistel
		3 J. 7 Mon.	Rektum-Blasenscheidenfistel
	n = 27 Pat.		
Stad. IV	nach	2 Monaten	Blasenscheidenfistel
	n = 4 Pat.		

Tabelle 6: Zusammenhang zwischen Erreichen der 5-Jahresüberlebensgrenze und vorliegenden Differenzierungsgraden

Grad / 5-Jahres-Heilung	1957-65 Pat ins-ges.	über lebt	%	1966-75 Pat ins-ges.	über lebt	%	1976-79 Pat ins-ges.	über lebt	%	1957-79 Pat ins-ges.	über lebt	%
Grad 1	4	0	0,0	12	5	41,7	4	0	0,0	20	5	25,0
Grad 2	11	6	54,5	14	5	35,7	5	2	40,0	30	13	43,3
Grad 3	9	5	55,6	7	1	14,3	2	0	0,0	18	6	33,3

Stadium I 13,6%, II 4,9%, III 25,9% und IV 25%. Faßt man Stadien I und II zusammen, dann sind es 4/63 = 6,3%, und III und IV, dann sind es 8/31 = 25,8% Fisteln. Damit kann gezeigt werden, daß die Fistelfrequenz ganz eindeutig in höheren Stadien und damit auch mit der Erhöhung von Bestrahlungsdosis und -volumen zunimmt. Auch der Zeitpunkt des Auftretens der Fisteln wurde dokumentiert (Tabelle 5). Mit höherem Stadium des Vaginalkarzinoms verkürzt sich die Lebenszeit bis zum Fistelereignis.

Für den gleichen Zeitraum 1957-1979 wurde der Prozentsatz der überlebenden Patientinnen nach dem Differenzierungsgrad aufgeschlüsselt (Tabelle 6). Dabei zeigte sich kein eindeutiger Zusammenhang zwischen Überlebensrate und Differenzierungsgrad.

3. *High-Dose-Rate-Afterloading* und *Hochvolt-Telekobalt-Therapie* (1978-1985)

Nach Einführung der High-Dose-Rate-Afterloading (HDR-AL) Technik im Oktober 1977 galt es, unter Beibehaltung der Perkutanbestrahlungstechniken und -dosen bis 50 Gy, eine äquivalente HDR-AL-Dosis zu finden, die in Giessen zunächst mit 40 Gy OD im Scheidengewölbe aufgeteilt in 4 Einzeldosen, angenommen wurde [4]. Diese Dosis erwies sich in mehreren Fällen als zu hoch und wurde meist auf 20 Gy OD in 2 Einzeldosen reduziert. Die damit erzielten Ergebnisse waren enttäuschend (Tabelle 7). Zwar wurde in einer Serie von 30 Patientinnen bei nur mäßiger Frequenz von Spätreaktionen nur 1 Fistel (3,3%) beobachtet, doch kam es zu häufigen Rezidiven und einer 5-Jahresüberlebensrate von nur 13%. Das reduzierte Heilungsergebnis läßt sich zwar teilweise zurückführen auf andere Faktoren, z.B. erhöhtes Lebensalter von fast 70 Jahren, ungewöhnlicher 27%-Anteil des Stadium IV, Therapieabbrecher etc., doch bleibt ein großer Teil Therapieversager.

Da in diesem letzten Berichtszeitraum 1978-1985 die Perkutanbestrahlung des vorigen Berichtszeitraumes beibehalten wurde, ist die erhöhte Zahl von Therapieversagern (Rezidiven) sicher auf die HDR-AL-Technik zurückzuführen. Damit erhebt sich die Frage, ob die HDR-AL-Technik generell ungeeignet für die intrakavitäre Brachytherapie des Vaginalkarzinoms ist – im Gegensatz zu den Erfolgen beim Zervix- und Korpuskarzinom – oder ob unsere Dosis und Fraktionierung der HDR-AL-Therapie unzureichend waren.

Wir glauben, daß die letztere Annahme zutrifft. Die geringe Fistelfrequenz von 3,3% ist zwar erfreulich, aber nur auf den ersten Blick. Sie zeigt an, daß eine für die Strahlentherapie des Vaginalkarzinoms typische, das heißt Organ-immanente Fistelfrequenz, die unter optimalen Heilungsergebnissen (40%) bei etwa 10% liegt, nicht unterschritten werden kann. Sie ist also Zeichen einer zu geringen Dosis.

Dieselbe Erfahrung, d.h. Reduzierung der Fistelfrequenz durch geringere HDR-AL-Dosis, aber dafür mehr Lokalrezidive und geringere Heilungsraten, machten wir auch beim Zervix- und Korpuskarzinom.

Tabelle 7: Vaginalkarzinom: 5-JÜ nach HDR-AL/HV-Bestrahlung 1978-85

Stadium	rel.%	behandelt	überlebt	5-JÜ
I	37%	11	3	27%
II	30%	9	1	11%
III	7%	2	0	0%
IV	27%	8	0	0%
I-IV	100%	30	4	13%

1 BS-Fistel (3,3%), 1 hämorrh. Proctitis
-> A. praeter -> Kontinuitätsoperation

Tabelle 8: Vaginalkarzinom: Behandlungsergebnisse der UFK Giessen 1957-1985

Zeitraum	1957-1965		1966-1977		1978-1985		1957-1985	
5-JÜ	16/39	41%	17/45	37,8%	4/30	13,3%	37/114	32,5%
Fisteln	6	15,4%	5	11,1%	1	-	12	10,5%

Die Konsequenz aus diesen Ergebnissen ist für uns die Erhöhung der HDR-AL-Dosis um eine Fraktion a 10 Gy OD zusätzlich, falls möglich unter Abschirmung der nicht erkrankten Vaginalseite, ggf. auch eine leichte Erhöhung der Perkutandosis.

Zusammenfassung

Fassen wir unsere Giessener Erfahrungen zusammen, so hat sich die Reduzierung der konventionellen Radiumdosis mit höherer Gewichtung der perkutanen Dosis in verbesserten Heilungsergebnissen und weniger Fistelkomplikationen ausgewirkt.

Ein Unterschreiten der bei heutigen Bestrahlungstechniken anscheinend unvermeidlichen minimalen Fistelfrequenz von 10% - wie bei uns nach Einführung der HDR-AL-Technik eingetreten - führt zu mehr Rezidiven und inakzeptabel schlechteren Heilungsergebnisen. Eine Dosiserhöhung der HDR-AL-Brachytherapie um eine Fraktion ist daher die derzeitige Forderung.

Literatur

1. Pettersson F. (Hsg.): Annual Report on the results of treatment in gynecological cancer, Vol. 20. Radiumhemmet, Stockholm 1988
2. Ransburg M.-R.: Klinik und Therapie des primären Vaginalkarzinoms. Inaug.-Diss., Mediz. Fakult. Univ. Giessen, 1987
3. Ulmer H.U., Frischbier H.-J.: Die ausschließlich perkutane Strahlenbehandlung fortgeschrittener Kollumkarzinome. Geburtsh. Frauenheilk. 42: 256-261, 1982
4. Vahrson H., Rauthe G.: Neuere Gesichtspunkte in der Therapie des Vaginalkarzinoms. Radiologe 23: 29-37, 1983

VII. Mammakarzinom

Natürliche Wachstumsgeschwindigkeit des Brustkrebses und Konsequenzen für die Früherkennung und Behandlung

D. von Fournier

In einer seit 1974 laufenden Untersuchung werden über die Deutsche Gesellschaft für Senologie (Brusterkrankungen) in Heidelberg zentral Röntgenaufnahmen der Brust aus Vorsorgeserien gesammelt, bei denen zu einem späteren Zeitpunkt Brustkrebs beobachtet wurde. Die vorausgehenden Röntgenaufnahmen, meist im Abstand von 2 Jahren, werden auf die frühen Zeichen für entstehenden Brustkrebs durchgesehen. Rückblickend kann in einem Drittel der Fälle die Größenzunahme des Brustkrebses im Röntgenbild ausgemessen und aus dieser Größenzunahme mathematisch die Zeit in Tagen berechnet werden, die der Tumor zur Verdopplung seines Volumens benötigt (Volumenzeit = T_v). Bei 300 Brustkrebsfällen aus 36 Röntgeninstituten und Kliniken Deutschlands konnte rückblickend die Zunahme des Tumordurchmessers im Röntgenbild, damit die Zunahme des Tumorvolumens und hieraus wiederum die Zeit der Verdopplung des Tumorvolumens mathematisch berechnet werden. Die Mammographie als Brustkrebs-Erkennungmethode wurde ursprünglich in Deutschland (Salomon, 1913) entwickelt, war mit Emigration dieses Pioniers während der dreißiger Jahre vergessen worden und wurde 1957 in der Universität Heidelberg erstmalig in Deutschland aus den USA wieder eingeführt. Die hier dargestellten 300 Fälle aus einem Gesamtkollektiv von bisher 800 gesammelten Fällen stellt das umfangreichste Kolletiv zur Ermittlung der natürlichen Wachstumszeiten bei Brustkrebs im Gesamtschrifttum dar. Ähnliche Untersuchungen sind insbesondere in den USA aus juristischen Gründen (fraglich »übersehener« Brustkrebs bei Röntgen-Voraufnahmen) nicht durchgeführt worden. Die Mathematik zur Berechnung der Wachstumszeiten ist auf der Grundlage von Tierversuchen entwickelt worden (Schwartz, 1961). Die hier bei Menschen beobachteten Wachstumsgeschwindigkeiten (Volumenverdopplungszeit) stimmen recht gut mit der durch Tierversuche vorausgesagten Wachstumsdynamik bei Brustkrebs überein. Es wurden folgende wesentliche Beobachtungen gemacht:

Patienten mit 5 und mehr einzelnen Mammographien über viele Jahre Beobachtungszeit zeigten übereinstimmend eine gleichmäßige Wachstumsgeschwindigkeit. Diese entspricht einem exponentiellen Wachstum, das am

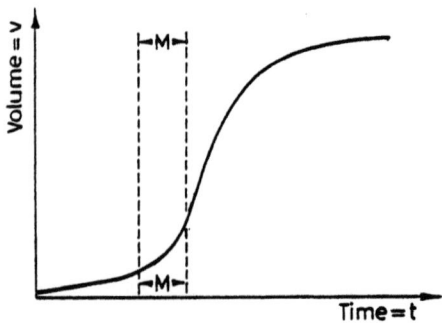

$$T_V = \frac{t_2 - t_1}{\log_2 V_2 - \log_2 V_1}$$

Abb. 1: Die Gompertz-Funktion, ein Modell um Brustkrebswachstum zu beschreiben. (M = Zeitabstand zwischen zwei Mammographien; Berechnung der Volumenverdopplungszeit nach (T_V); t = Zeit zwischen zwei Mammographien; V_1 und V_2 = Volumen des Tumors zum Zeitpunkt der ersten und der zweiten Mammographie)

besten durch die sogenannte Gompertz-Funktion beschrieben wird (vergleiche Abb. 1). Aufgrund der Größenzunahme des Tumors im Röntgenbild berechnet sich die Tumor-Volumen-Verdopplungszeit durch die in Abbildung 1 angegebene Formel.

Unter der Annahme, daß Krebswachstum mit einem kleinen Zellverband beginnt und die Wachstumsgeschwindigkeit gleichmäßig bleibt, kann die Zahl von Volumenverdopplungszeiten geschätzt werden, bis der Krebs eine tastbare Größe erreicht. Abbildung 2 zeigt ein Modell für solch ein tatsächlich beobachtetes Brustkrebswachstum. Danach benötigt der Krebs von der 1. Tumorzelle bis zum Erreichen von 0,06 cm Durchmesser ein Drittel der gesamten Krebswachszeit und kann schon Tochtergeschwülste in den Körper abgegeben haben (Metastasen). Zwei Drittel der gesamten Tumorwachstumszeit dauert es bis zum 1 cm großen, tastbaren Tumor, das sind ca. 30 Verdopplungszeiten. Nur scheinbar (vergleiche Abb. 2) nimmt die Tumormenge jetzt rasch zu und erreicht im letzten Tumordrittel, nach 42 Verdopplungszeiten, die Menge von mehreren Kilogramm, welche für den Patienten tödlich ist.

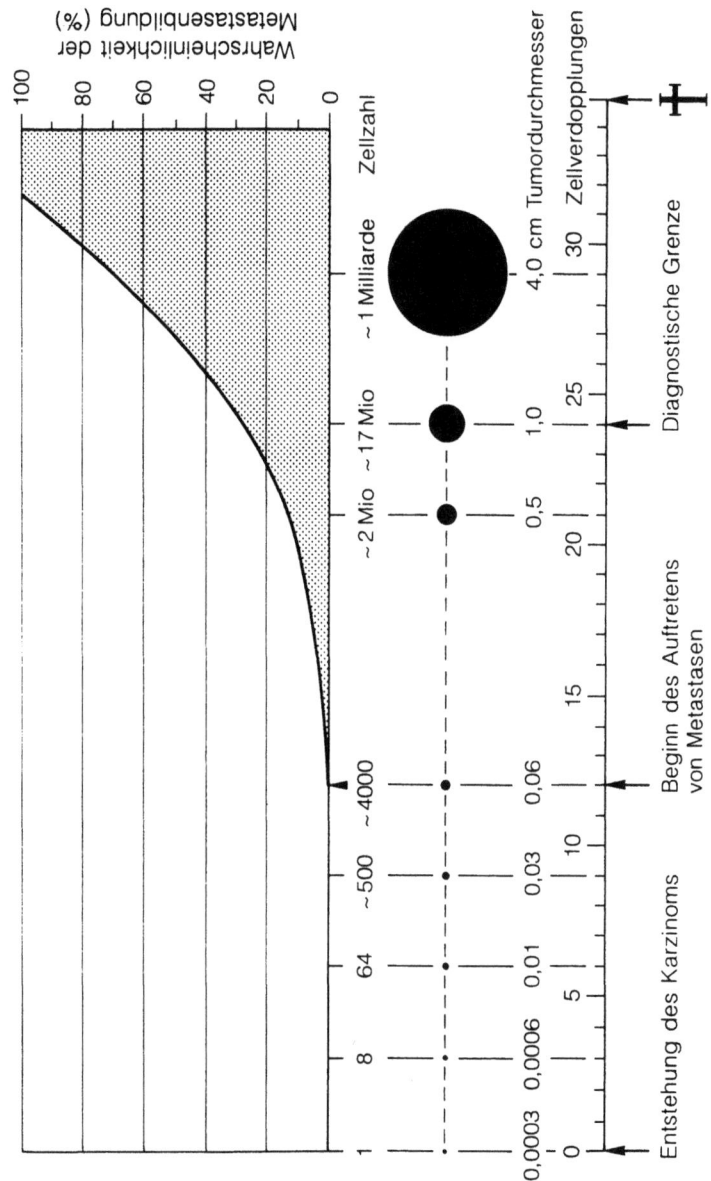

Abb. 2: Modell für das Wachstumsverhalten von Brustkrebs bei gleichbleibender Zellverdopplungszeit

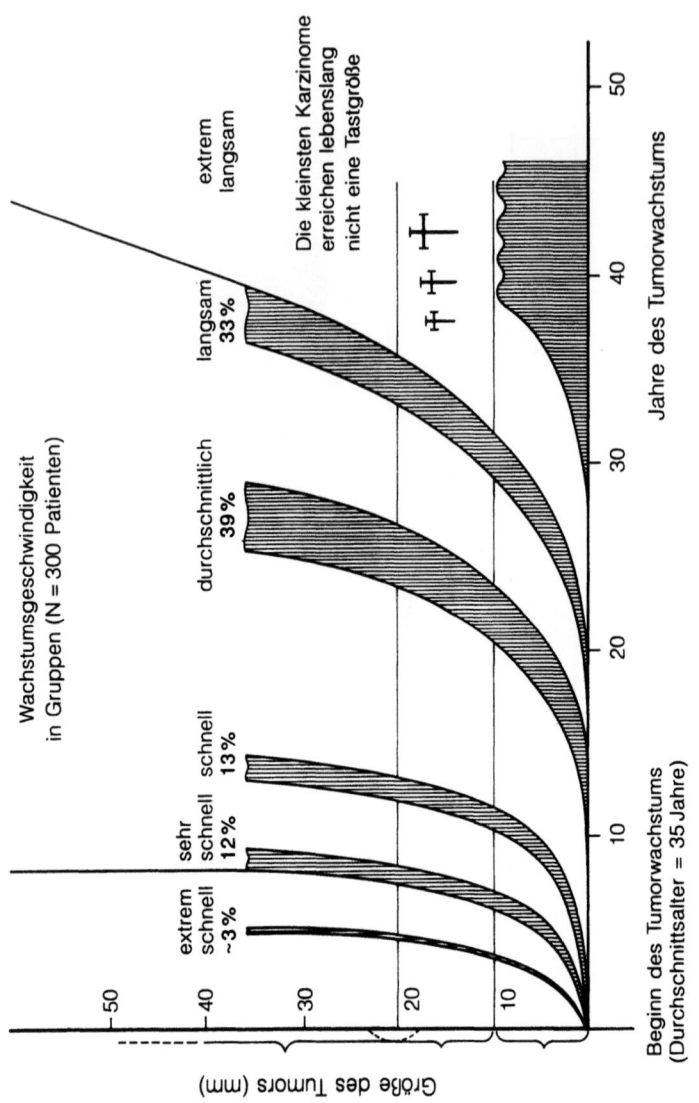

Abb. 3: Prozentualer Anteil von sehr schnell wachsenden, schnell wachsenden, durchschnittlich schnell wachsenden und langsam wachsenden Brustkrebsen. Auf der Zeitachse (in Jahren) ist die Zeit dargestellt, die der Brustkrebs benötigt, um eine Größe von 1 cm (nur durch Mammographie entdeckbar), von 2 cm (tastbar) und darüber zu erreichen.

Schnelles, mittleres und langsames Wachstum

Abbildung 3 zeigt, daß nur 3% der Brustkrebse extrem schnell die gesamte Brust befallen. 12% wachsen sehr schnell (Verdopplungszeit unter 100 Tage), weitere 13% wachsen schnell (Verdopplungszeit unter 150 Tage). Diese zusammen 28% der Brustkrebse benötigen immerhin durchschnittlich noch 7 Jahre von der Entstehung bis zur tastbaren Größe von 1 cm. Die Mehrzahl wächst durchschnittlich schnell (39%) oder langsam (33%) und benötigt bis zur tastbaren Größe von 1 cm Durchmesser 20 bis 30 Jahre. Darüber hinaus wachsen zwei Drittel aller Brustkrebse, die bei Frauen jemals entstehen, so extrem langsam, daß sie im Laufe eines Lebens nie eine tastbare Größe erreichen. Nach Andersen (1985) entwickeln sogar 26% aller Frauen (Dänemark) irgendwann Brustkrebszellen, jedoch nur 7-9% (jede 11.-14. Frau) entwickelt den Tumor bis zu einer Größe, die als »Krankheit« erkannt wird (vergleiche Abb. 3, rechte Seite).

Als ein Beispiel für langsames Wachstum sei der Brustkrebs bei einer Frau erwähnt, die sowohl 1963 als auch 1965 eine Operation verweigerte. Erst 1974, als der langsam wachsende Tumor Apfelgröße erreichte, ließ die Patientin sich operieren. Noch heute lebt die Patientin beschwerdefrei, obwohl sie schon Tochtergeschwülste (Metastasen) entwickelt hat, die ebenfalls langsam wachsen.

Lebensalter und durchschnittlicher Tumordurchmesser

Alle bisher beobachteten Fälle (N = 800) lassen eine durchschnittliche Verdopplungszeit von 180 Tagen annehmen. Danach dauert es immerhin durchschnittlich 13-20 Jahre von der ersten Tumorzelle bis zum kirschgroßen, (2 cm großen) Tumor. Wurde, wie in Abbildung 4 dargestellt, das durchschnittliche Lebensalter und die mittlere Tumorgröße berücksichtigt, so ergab sich: Frauen waren bei 2 cm Tumorgröße durchschnittlich 55 Jahre alt (rechte Kurve).

Biomathematisch berechnet waren sie bei Beginn des Tumorwachstums durchschnittlich 35 Jahre alt. Das bedeutet, daß bei 35 Jahre alten Frauen durchschnittlich Brustkrebswachstum beginnt und erst nach dem 50. Lebensjahr mehrheitlich durch Tastbefund erkennbar wird. Dieses ist auch die Zeit, in der durch Früherkennungsmethoden (Röntgenaufnahmen der Brust) die Diagnose eventuell frühzeitiger gestellt werden kann.

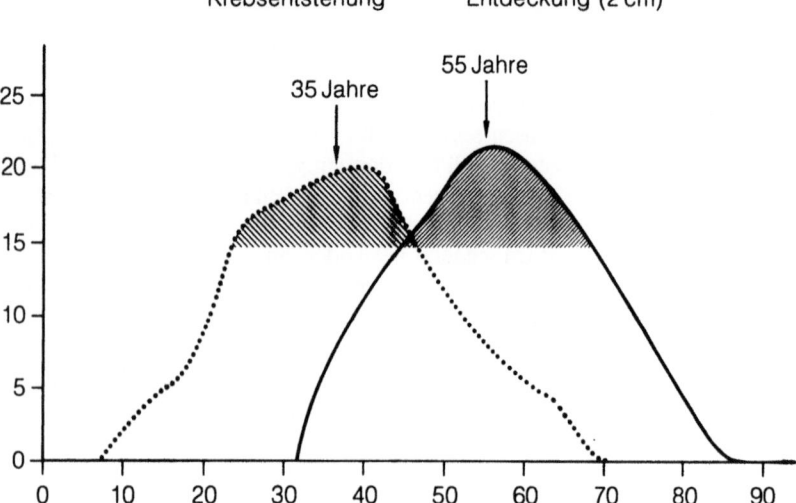

Abb. 4: Durchschnittsalter der Frauen mit Brustkrebs

Abbildung 5 zeigt, daß eine solche Früherkennung lohnenswert ist: Danach [2] überleben weniger als 50% der Patienten 20 Jahre, wenn der Krebs 3 cm Durchmesser bei der Diagnose hat. Bei 2 cm großen Tumoren überleben 60%, bei 1 cm jedoch über 80%. Die Früherkennung von Tumoren mit möglichst 1 cm oder weniger Durchmesser ist danach die effektivste Maßnahme zur Verbesserung der Lebenschance vor allen Therapiemöglichkeiten (Operation, Bestrahlung, Medikamente), die bei Brustkrebs bekannt ist.

Der Tumor kann vor Diagnose viele Jahre täglich Metastasen streuen, wahrscheinlich ab einem Tumordurchmesser von 3–5 mm. In den meisten Fällen (81,5%) [1] hat Brustkrebs zum Zeitpunkt der Diagnose schon Metastasen gestreut, jedoch ist der Langzeitverlauf eindeutig günstiger, je kleiner der Tumor bei Operation ist (vergleiche Abb. 5). Der Körper scheint um so besser mit Tochtergeschwülsten fertig zu werden, je kleiner der »Muttertumor« zum Operationszeitpunkt ist. Da keine Form der Zusatzbehandlung (Strahlentherapie, Chemotherapie) die Überlebenschance in den letzen 30 Jahren entscheidend verbessern konnte, bleibt gerade die Früherkennung zukünftig die wichtigste Maßnahme, um die Überlebenschance beim Brustkrebs zu verbessern.

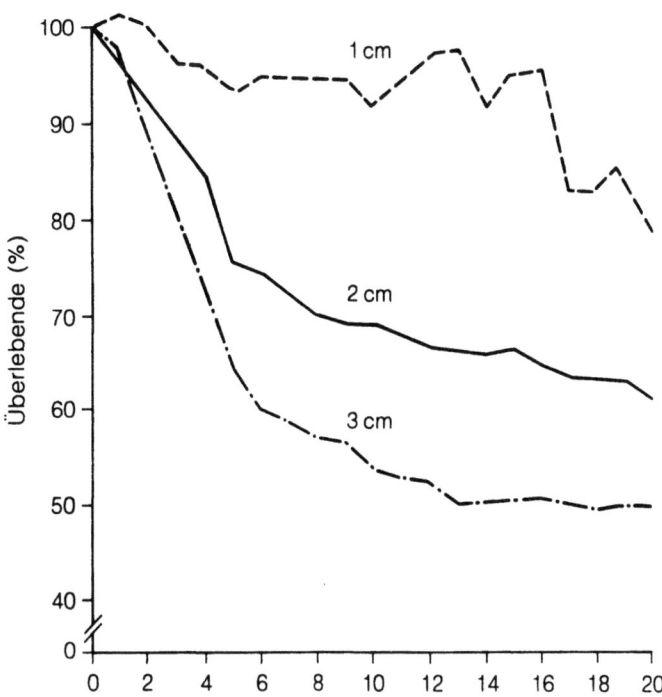

Abb. 5: Alterskorrigiertes Überleben für Frauen mit Brustkrebs von 1-3 cm Größe [2]

Literatur

1. Baum M. in: Brinkley D., Haybittle J.L.: The curability of breast cancer. World J. Surg. 1: 287, 1977
2. Duncan W., Kerr G.R.: The curability of breast cancer Br.med.J. IV: 781, 1976
3. Fournier D. von, Weber E., Hoeffken W., Bauer M., Kubli F., Barth V.: Growth rate of 147 mammary carcinomas. Cancer 45: 2198-2207, 1980

Bildgebende Verfahren in der Mammadiagnostik

M. Bauer, R. Schulz-Wendtland, G. Teufel

Einleitung

Altersstandardisierte Mortalitäts- und Inzidenzraten zeigen in der Bundesrepublik Deutschland eine stetige Zunahme des Brustkrebses (Abb. 1). Das Mammakarzinom ist heute die häufigste bösartige Geschwulst der Frau, die zum Tode führt (Abb. 2), zwischen dem 35. und 55. Lebensjahr die häufigste Todesursache überhaupt [5]. Dabei beträgt das Risiko für eine Frau im Laufe des Lebens an diesem Tumor zu erkranken ca. 10%.

Es werden Zusammenhänge zwischen Brustkrebswachstum und Zeitpunkt einer Erstschwangerschaft [30] sowie diätetischen Verhalten diskutiert [24,31,44,46], die Möglichkeiten breit angelegter vorbeugender Maßnahmen zur Reduzierung der Erkrankungshäufigkeit erscheinen jedoch zur Zeit noch nicht realistisch.

Selbst ultraradikale operative und operativ-radiologische Therapien haben in den vergangenen 40 Jahren stadienbezogen die Prognose des Mammakarzinoms kaum verbessern können. Zwar nimmt mit der lokalen Radikalität das Risiko für lokale Versager ab [18,23], die »Halsted«-Philosophie jedoch, mit der Radikalität der Behandlung auch die Prognose zu verbessern, wurde durch die klinischen Daten widerlegt [12, 41]. Vielmehr scheinen E. Fisher et al. [13,14] recht zu behalten, daß sich das Schicksal von Mammakarzinom-Patientinnen weniger durch die lokale Therapie der Brust, Thoraxwand und regionalem Lymphabflußgebiet entscheidet als vielmehr durch die Tatsache, inwiefern zum Zeitpunkt der Primärbehandlung bereits eine tumorbiologisch relevante Fernmetastasierung vorliegt. Krokowski [26,27], E. Fisher [14] und von Fournier et al. [15] haben darauf hingewiesen, daß die prognosebestimmende Tumorzellaussaat bereits sehr früh erfolgen kann. 5 mm große Tumoren weisen bereits in rund 10%, 1 cm große Tumoren in knapp 30% und 2 cm große Mammakarzinome in rund 50% Lymphknotenmetastasen auf sowie zusätzliche Metastasen, welche für die uns zurVerfügung stehenden diagnostischen Methoden noch nicht erkennbar sind (Abb. 3).

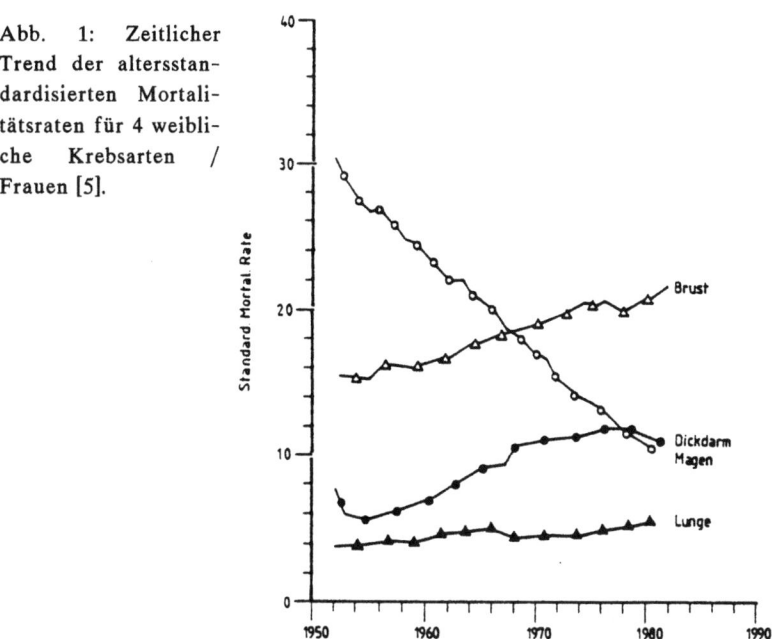

Abb. 1: Zeitlicher Trend der altersstandardisierten Mortalitätsraten für 4 weibliche Krebsarten / Frauen [5].

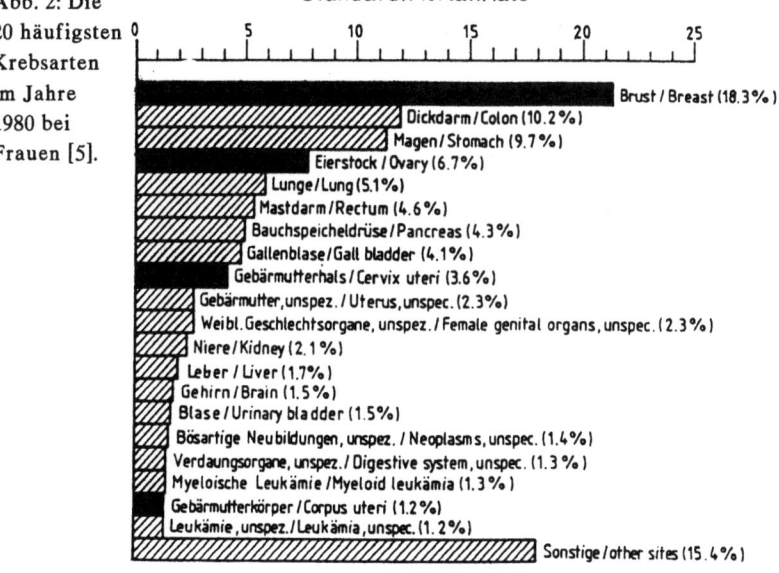

Abb. 2: Die 20 häufigsten Krebsarten im Jahre 1980 bei Frauen [5].

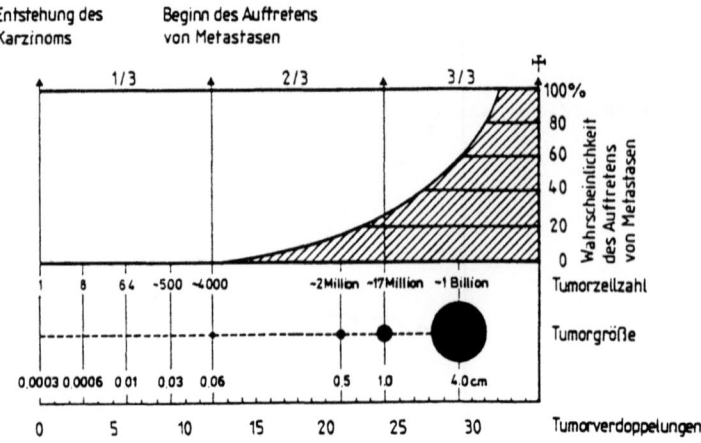

Abb. 3: Wachstumsverlauf des Mammakarzinoms und die Metastasierungswahrscheinlichkeit [25].

Eine Verbesserung der Überlebenschancen für Frauen mit Brustkrebs läßt sich daher allein durch eine Vorverlegung von Diagnose und Therapie erzielen. So können zumindest statistisch mehr Mammakarzinome im lokal begrenzten Tumorstadium einer Behandlung zugeführt werden. Da kleine und kleinste präklinische Mammakarzinome nahezu ausschließlich mammographisch diagnostiziert werden, stellt sich darüber hinaus die Frage, ob durch breit angelegte mammographische Vorsorge-Reihenuntersuchungen die Mortalität des Mammakarzinoms reduziert werden kann.

Komplementäre Mamma-Diagnostik

Inspektion und *Palpation* sind im Rahmen klinischer Vorsorge etablierte Untersuchungsmethoden. Obwohl auch durch sie in wenigen Fällen kleine Mammakarzinome diagnostiziert werden können, so sind im Mittel Mammatumoren bereits über 2 cm groß, wenn sie getastet werden. Dabei liegen bei der Hälfte dieser Frauen bereits histologisch Lymphknotenmetastasen vor.

Klinische Reihenuntersuchungen der Brust durch den Arzt oder die Patientin selbst konnten die mittlere Tumorgröße bzw. den Anteil histologisch befallender Lymphknoten nicht oder nur unwesentlich senken [25,33]. Sie sind daher im Hinblick auf die Reduzierung der Mortalitätsraten als wenig effektiv anzusehen.

Die *Sonographie* der Brust hat in der komplementären Mammadiagnostik als Zusatzmethode bei klinisch und/oder mammographisch symptomatischen Frauen bereits ihren festen Platz [34,39]. Bei symptomatischen Befunden größer als 1,5 cm ist sie der Mammographie in der Aussagekraft überlegen. Weitere Vorteile der Sonographie sind die Möglichkeit einer relativ exakten Bestimmung der Tumormetrik sowie der guten Erkennung multizentrischer Tumorbildungen. Obwohl einige fernöstliche Autoren die Sonographie als Screeningmethode angeben [43], so erscheint in der Bundesrepublik Deutschland bei nicht vergleichbarem Brustvolumen und Drüsentextur ein sonographisches Screening derzeit nicht möglich und ist auch in näherer Zukunft nicht zu erwarten.

Die *Thermographie* basiert auf der Messung und Darstellung der Wärmeabstrahlung. Ihre klinische Anwendung als Suchmethode für Malignome ergab für Mammakarzinome kleiner als 2 cm eine Rate falsch-negativer Befunde von ca. 50% [7,28,35]. Daher ist die Thermographie als Screeningverfahren nicht einsetzbar. In der komplementären Mammadiagnostik korreliert der auffällige überwärmte Thermographiebefund mit der ungünstigen Prognose der Karzinome.

Die *Computertomographie* (CT) wie auch das *MRI-Verfahren* bleiben speziellen Fragestellungen vorbehalten. Die CT eignet sich zur Erkennung der Tiefenausdehnung von Prozessen der Thoraxwand und der Axilla. Das MRI-Verfahren, derzeit noch in der Prüfung der klinischen Wertigkeit, bietet Vorteile bei der Differenzierung von Fibrosen und Neoplasien [21]. Dies gewinnt Bedeutung in der Nachsorge und brusterhaltenden Therapie.

Der Wert der *Mammographie* liegt in erster Linie in der Erkennung kleiner und kleinster Mammakarzinome, bevor sie durch klinische Symptome faßbar werden [3]. Dies wird eindrucksvoll durch die Angaben von Feig [10,11], sowie durch die Ergebnisse bisher durchgeführter Screening-Programme belegt [1,17,37,38,45]. Am Heidelberger Patientengut wurden von 164 mammographisch diagnostizierten präklinischen Karzinomen 26% »in situ«-Karzinome und 60% »minimal cancers« diagnostiziert [3] (Tabelle 1).

Tabelle 1: Tumorstadium bei 164 präklinischen Karzinomen (1975-1980), UFK Heidelberg.

Tumorstadium	n	%	N+
TIS	43	26,2	-
T₁ ≤5 mm		23	5,0%
T₁ 6-10 mm	102	33	7,1%
T₁ 11-20 mm		46	39,1%
T₂	19	11,6	57,1%
TIS/T₁/T₂	164	100	18,3%
»minimal cancer« TIS ≤ 1 cm	99	60	-

Der niedrige Lymphknotenbefall bei Tumoren kleiner als 1 cm rückt dabei auch die Bezeichnung »früh« in den Vordergrund, wenn man bedenkt, daß in klinischen Screening-Projekten bei einer mittleren Tumorgröße von 2 bis 2,5 cm in ca. 50% bereits Lymphknotenbefall vorliegt. Die Treffsicherheit der klinischen Untersuchung wird bei Tumoren größer als 2 cm, die der Sonographie bei Tumoren größer als 1,5 cm der mammographischen Diagnose überlegen, kleinste Mammakarzinome werden jedoch nahezu ausschließlich durch die Mammographie entdeckt (Abb. 4). Auch wenn bei Mammakarzinomen kleinster Tumorvolumina die Mammographie mit Abstand die effektivste Methode darstellt, so sollte doch ihre tatsächliche Sicherheit bei Tumoren kleiner als 1 cm nicht überschätzt werden. Solange keine Vergleichsmethode zur Erkennung aller Mammakarzinome zur Verfügung steht, kann die tatsächliche Sicherheit nur aufgrund beobachteter Intervallkarzinome in Screening-Projekten oder anhand retrospektiver Wachstumsbeobachtungen abgeschätzt werden [15,22]. Hier scheint eine Treffsicherheit von ca. 70% für Mammakarzinome kleiner als 1 cm realistisch. Die Frage, ob die Palpation als Ergänzung zur Mammographie zusätzlich zur Früherkennung beitragen kann, wird derzeit unterschiedlich bewertet. Schwedische Autoren [1,17,38] halten dies nicht für erforderlich. Demgegenüber konnte die BCDDP-Studie [37] zeigen, daß die Palpation plus Mammographie der alleinigen Röntgenuntersuchung überlegen war.

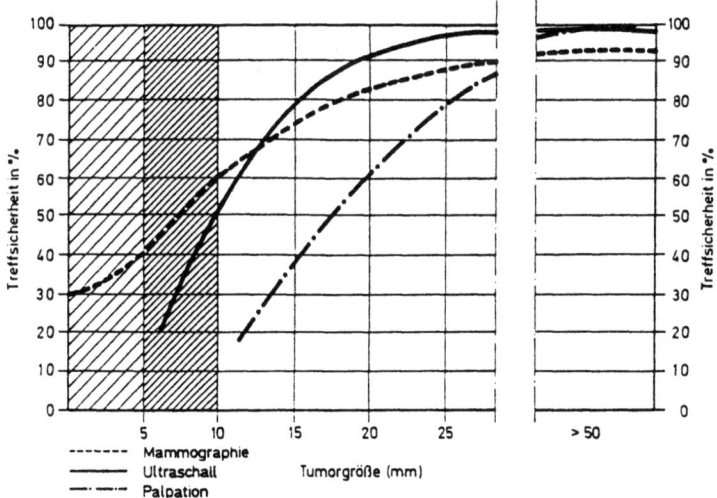

Abb. 4: Schematische Darstellung der abgeschätzten Treffsicherheit bei Mammakarzinomen für klinische Untersuchung, Ultraschall und Mammographie in Bezug auf die Tumorgröße.

Die Indikation für die *zytologische Diagnostik* wird sehr kontrovers diskutiert. Wir setzten die Zytologie ausschließlich bei 2 Indikationen ein:

1. Zur Diagnostik unklarer, eher benigner Befunde, die primär histologisch nicht abgesichert werden.
2. Zur präoperativen Diagnostik unklarer Herdbefunde im Hinblick auf die Entscheidung einer kosmetischen oder onkologischen Schnittführung im Rahmen der brusterhaltenden Operation.

Präoperative Diagnostik im Hinblick auf die Entscheidung brusterhaltende Therapie oder Ablatio

Die Entscheidung im Rahmen der präoperativen komplementären Mamma-Diagnostik für die Wahl des operativen Vorgehens, Brusterhaltung oder modifizierte radikale Mastektomie, hat zunehmend an Bedeutung gewonnen. Die komplementäre Mamma-Diagnostik hat dabei die Aufgabe, die Rate der sekundären Ablationes weitgehend zu reduzieren.

Präoperativ sollte zu folgenden Fragen Stellung genommen werden: Relation Tumorvolumen-Brustvolumen (brusterhaltende Therapie operationstechnisch und kosmetisch sinnvoll), Distanz des Tumors von der Mamille (brusterhaltende Therapie nur mit Mamillenentfernung), Hinweis für peritumorale in-situ-Anteile (relative Kontraindikation), Hinweis für multifokales oder multizentrisches Tumorwachstum (absolute Kontraindikation), kontralaterales Mammakarzinom, mammographische Beurteilbarkeit der Brust (relative Kontraindikation). Die Domäne der Röntgenuntersuchung ist die Erkennung von In-situ-Arealen in der unmittelbaren Umgebung des invasiven Tumorherdes sowie die Diagnose multizentrischer Herde. Der Ultraschall bietet Vorteile bei der Bestimmung der Tumormetrik und der Erfassung multifokaler Tumorherde.

Mammographie-Screening; Prognoseverbesserung; »Lead-time«

Eine *mammographische Reihenuntersuchung (Screening)* bei Patientinnen unter 40 Jahren erscheint uneffektiv einerseits wegen der sehr kurzen »Lead-time« dieser Altersgruppe, die sich aus dem schlechteren Niveau der Bildbeurteilung sowie der höheren Wachstumsgeschwindigkeit der Tumoren erklärt. Zudem muß in dieser Altersgruppe die relativ niedrige Inzidenzrate Berücksichtigung finden. Die deutsche Gesellschaft für Senologie empfiehlt eine Basismammographie vor dem 40. Lebensjahr. Patientinnen zwischen 40. und 50. Lebensjahr sollten nach dreijährlichen Screening-Runden anschließend in zweijährlichem Abstand mammographisch kontrolliert werden. Bei Frauen über dem 50. Lebensjahr nimmt zwar die »Lead-time« zu, trotzdem sollte im Rahmen von Reihenuntersuchungen ein zweijähriges Intervall beibehalten werden, um auch schneller wachsende Tumoren mit kürzerer »Lead-time« häufiger diagnostizieren zu können.

Von den Mammographie-Screening-Studien wurden vier randomisiert durchgeführt (HIP [36,37], Malmö [1], Kopparberg [38], Stockholm [17]). In Nijmegen [19,32], Malmö, Kopparberg und Stockholm erfolgte ausschließlich ein Mammographie-Screening, in allen übrigen Studien wurde zusätzlich zur Mammographie die Palpation eingesetzt. Die Erkennungsrate für »minimal-cancer« (Tumoren < 1 cm und nicht invasive Mammakarzinome) schwankt zwischen 8% (HIP) und 55% (Malmö, Stockholm), der Anteil diagnostizierter »In situ«-Karzinome betrug bis 22% (DOM, Utrecht [42]). In Studien jüngeren Datums (Guildford [40], Stockholm [17]) werden zunehmend höhere Erkennungsraten für »minimal-cancer« angegeben (41% bzw. 45%). Dies ist in erster Linie auf eine verbesserte apparatetechnische

Ausstattung mit Mammographie-Rastertechnik zurückzuführen [2,8,16]. Histologisch Lymphknotenbefall wurde in 19,6% in Malmö und Kopparberg bzw. 21,8% in Stockholm diagnostiziert, wobei für »minimal-cancer« der Lymphknotenbefall 3% in Kopparberg, 7,5% in Malmö und 9% in Stockholm betrug. Die Mortalitätsrate konnte in der randomisierten HIP-Studie für über 50-jährige Frauen um 40%, in den randomisierten Studien in Kopparberg [9,38] für 40 bis 74-jährige Frauen um 31% und in der nicht randomisierten Studie von Nijmegen für über 35-jährige Frauen um 50% gesenkt werden (Abb. 5, Tabelle 2).

Ziel jedes Screening-Projektes ist die tatsächliche *Prognoseverbesserung* einer Erkrankung. Dies darf nicht grundsätzlich aus der »früheren« Erkennung eines Tumors gefolgert werden (Abb. 6). Hierfür ist entscheidend, inwiefern zum Zeitpunkt der Primärbehandlung bereits eine tumorbiologisch relevante Streuung der Tumorerkrankung vorliegt oder welche Rolle das bereits gestreute Tumorzellvolumen im Gegenspiel Tumor-Wirt für die Prognose des Patienten spielt. Ein echter Gewinn für die Prognose wird nur dann erreicht, wenn die Überlebensrate beim Screening plus *»Lead-time«* günstiger ist als ohne Screening nach derselben Zeit ohne »Lead-time«. Die »Lead-time« wird nach der Formel von Lundgren [29] berechnet (Abb. 7).

Da die »Lead-time« direkt von der Tumorverdoppelungszeit und damit von der Tumordynamik bzw. Tumorwachstumsgeschwindigkeit abhängig ist, kann sie nur hilfreich als Mittelwert für eine statistische Population angegeben werden. Im eigentlichen Sinne ist sie jedoch jedem einzelnen Patienten individuell eigen.

Neben der Wachstumsgeschwindigkeit hängt die »Lead-time« zunehmend vom Niveau mammographischer Erkennbarkeit ab, denn je günstiger die Voraussetzungen für die Beurteilung der Brustdrüse im Röntgenbild sind (z.B. Altersbrust), um so früher kann ein Karzinom entdeckt werden und um so größer wird die zeitliche Differenz zwischen mammographischer und klinischer Diagnose. Daraus ergibt sich zum einen eine unterschiedliche »Lead-time« für die einzelnen Altersgruppen in dem Sinne, daß bei jungen Frauen die »Lead-time« kürzer ist (aufgrund dichten Drüsenkörpers schlechtere mammographische Erkennbarkeit und durchschnittlich höhere Wachstumsgeschwindigkeit derTumoren), bei älteren Frauen länger [6]. Zum anderen stellt die »Lead-time« eine Schlüsselfunktion für die Screening-Intervalle dar, denn das Screening-Intervall muß zumindest kürzer sein als die »Lead-time«, um ein Screening überhaupt effektiv zu machen.

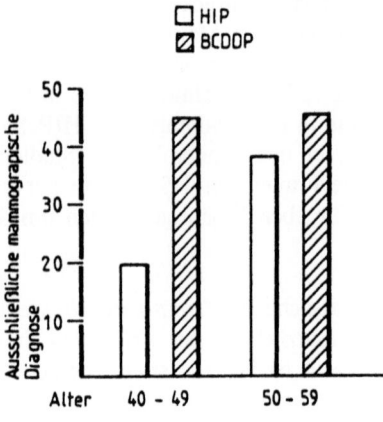

Abb. 5: Vergleich der Ergebnisse bei 2 Screening-Programmen: HIP = Health Insurance Plan of Greater New York (1963-1967), BCDDP = Breast Cancer Detection Demonstration Projects (1973-1976). Prozentualer Anteil der nur durch die Mammographie entdeckten Karzinome bei Frauen im Alter von 40 bis 49 und 50 bis 59 Jahren [11].

Tabelle 2: Übersicht über die wichtigsten Mamma-Screening-Projekte.

	Jahr	Rö und / oder P	n	Alter (Jahre)	»minimal ca.« T≤10 mm/TIS	N+	Detection-rate	Senkung der Mortalität
HIP[a] [34,35] (New York)	1963	Rö+P	62 000	40-64	8%	-	2,7/1000	< 50 J = 20% > 50 J = 40%
Hamburg [2]	1971	Rö+P	14 002		20%[b]	-	-	-
BCDDP [4]	1973	Rö+P	283 322	35-74	28% (Rö = 50%)	-	7,0/1000	40%
Nijmegen [19]	1975	Rö	30 000	>35	-	-	-	50%
DOM [40] (Utrecht)	1975	Xeroradiographie+P	23 511	50-64	22%[b]	-	-30%	
Malmö[a] [1]	1976	Rö	13 000	50-69	55%	19,6% m.c. = 7,5%	7,6/1000	-
Kopparberg[a] [36]	1977	Rö	34 000	>40	41%	19,6 m.c. = 3%	6,9/1000	31%
Guildford [38]	1979	Rö+P	16 586	45-64	41%	-	-	-
Stockholm[a] [17]	1981	Rö	33 000	40-64	55%	21,8% m.c. = 9%	5,8/1000	-

[a] = randomisiert; [b] = TIS; m.c. = minimal cancer

Aufgrund bisher vorliegender Screening-Projekte [9,36,37, HIP-Studie, Oestergoetland-Studie] läßt sich jedoch die Frage einer Prognoseverbesserung durch die Vorverlegung der Diagnose eindeutig positiv beantworten.

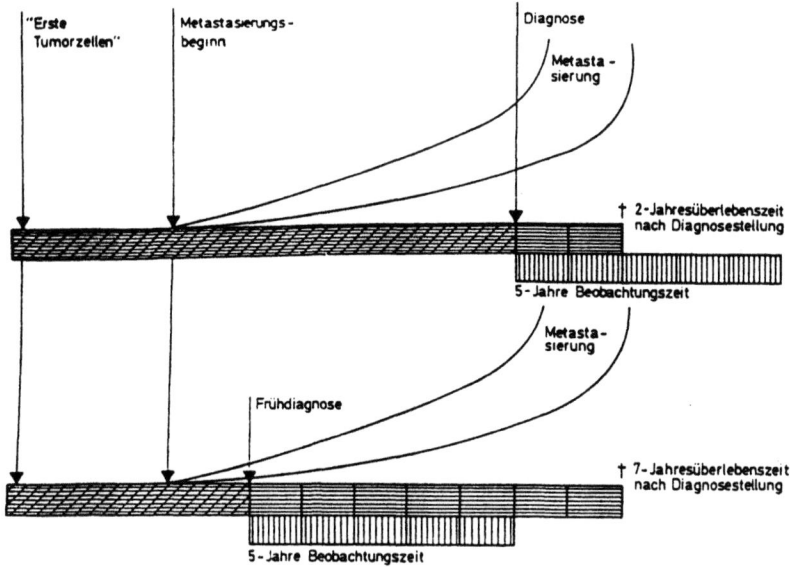

Abb. 6: Kritische schematische Darstellung einer sogenannten »Frühdiagnose«.

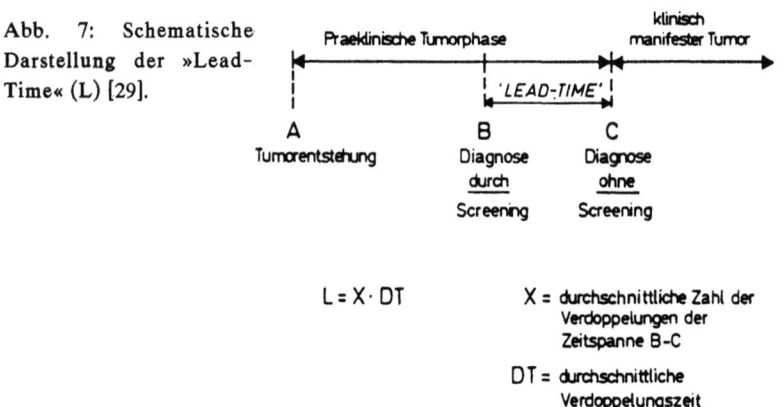

Abb. 7: Schematische Darstellung der »Lead-Time« (L) [29].

$$L = X \cdot DT$$

X = durchschnittliche Zahl der Verdoppelungen der Zeitspanne B-C

DT = durchschnittliche Verdoppelungszeit

Diskussion und Ausblick

Die hohen, stetig zunehmenden altersstandardisierten Mortalitätsraten des Mammakarzinoms stellen für unsere Gesellschaft ein Gesundheitsproblem hochrangiger Priorität dar. Dies gewinnt um so mehr an Bedeutung, als radikale und ultra-radikale operativ und operativ-radiologische Maßnahmen stadienbezogen zu keiner Prognoseverbesserung führen konnten. Obwohl Zusammenhänge zwischen diätetischem Verhalten und Mammakarzinomwachstum diskutiert werden [24,31,44,46] erscheinen derzeit breit angelegte vorbeugende Maßnahmen noch nicht realistisch.

Die präoperative Mammadiagnostik hat im Hinblick auf die Wahl des geeigneten Operationsverfahrens – Ablatio oder brusterhaltende Behandlung – sowie für die Entscheidung einer kosmetischen oder onkologischen Schnittführung, in den letzten Jahren zunehmend an Bedeutung gewonnen. Dabei ergänzen sich die einzelnen diagnostischen Verfahren. Neben der Differenzierung der Läsion klinisch oder mammographisch symptomatischer Frauen ist die Sonographie das geeignete Verfahren zur Erfassung der Tumormetrik wie der Erkennung multifokaler Tumorherde. Aufgabe der Mammographie ist es neben der Diagnose des Karzinoms, Multizentrizität auszuschließen sowie das peritumorale Areal auf nicht invasive Tumormanifestationen, häufig durch Mikrokalkformationen erkennbar, zu untersuchen [20]. Bei präoperativ klinisch, sonographisch und mammographisch unklarem Befund hilft die Zytologie bei der präoperativen Karzinomsicherung und der dann notwendigen onkologischen Schnittführung (z.B. Semizirkulärschnitt über dem Tumor). Die Computertomographie bleibt speziellen Indikationen der Thoraxwand- und Axilladiagnostik vorbehalten. Das MRI-Verfahren, meist mit Kontrastmittel durchgeführt, befindet sich derzeit noch im Stadium der klinischen Differenzierung. Ihr Wert bei der Differentialdiagnose zwischen Fibroseherden und Tumoren in der präoperativen Situation wird günstig eingeschätzt.

Die Stärke der Mammographie ist die Erkennung kleiner und kleinster präklinischer Mammakarzinome und damit die Eignung als Screening-Methode. Auch wenn ihre tatsächliche Treffsicherheit bei Tumoren < als 1 cm nicht überschätzt werden sollte, so ist doch der in multiplen Screening-Projekten nachgewiesene Anteil diagnostizierter T1-Tumoren bzw. »minimal cancer« beachtlich [1,6,17,36,37,38,40]. Daß dabei der Anteil befallener Lymphknoten von 50% bei klinisch symptomatischen Frauen auf zum Teil unter 20% beim Screening gesenkt werden kann, legt die Bezeichnung »früh« nahe, auch wenn wir uns der für das Mammakarzinom typischen lymphogenen und systemischen Metastasierung bewußt sind.

Schließlich überzeugen die statistisch nachgewiesenen Mortalitätsreduktionen der HIP-Studie von Frauen über 50 Jahren (40%) und der Oestergoetland-Studie für Frauen zwischen 40 bis 74 Jahre (31%). Die Weiterentwicklung einer auf Qualitätssicherung bedachten apparatetechnischen Mammographieeinrichtung und die in ihrer Qualität kontrollierte ärztliche Beurteilung lassen die Hoffnung zu, die Mortalitätsrate noch weiter durch breit angelegtes Mammographie-Screening zu senken. Dies erscheint derzeit die einzige Möglichkeit, die stetig zunehmenden Mortalitätsraten, die mehr und mehr zur Bedrohung unserer Frauen werden, zu senken.

Literatur

1. Andersson I.: Breast cancer sreening in Malmö. In: Brünner S., Langfeld B., Anderson P.E. (eds) Early detection of breast cancer. Springer, Heidelberg Berlin New York, 161, 1984
2. Bahnsen J.: Bedeutung der Mammographie für die Brustkrebs-Vorsorgeuntersuchung. Gynäkologe 20:243, 1987
3. Bauer M., Fournier D.von, Kubli F., Götz T., Müller A., Prager P.: Differentialdiagnose mammographischer Röntgenzeichen bei der Diagnostik klinisch occulter Frühkarzinome. Deutsche Gesellschaft für Gynäkologie und Geburtshilfe 43.Tagung, Hamburg 29.9.-3.10.1980
4. Beahrs O., Shapiro S., Smart C.: Report of the working group to review the national cancer institute-american society breast cancer detection demonstration projects. J.Nat.Cancer Inst. 62:640, 1979
5. Becker N., Frentzel-Beyme R., Wagner G.: Krebsatlas der Bundesrepublik Deutschland. Springer, Berlin Heidelberg New York 1984
6. Costlow R.: BCDDP Results and limitations. 22.National conference on breast cancer, Boston 1986
7. Dodd G.: Present status of thermography, ultrasound and mammography in breast cancer detection. Cancer, 39:2796, 1977
8. Dubin N., Pasternack B., Strax P.: Epidemiology of breast cancer in a screened population. Cancer Detect.Prev. 7:87, 1984
9. Fagerberg G., Baldetorp L., Groentoft D., Lundstroem B., Manson J., Nordenskjoeld J.: Effects of repeated mammographic screening on breast cancer stage distribution. Acta Radiol. 24:465, 1985
10. Feig S., Schwartz G., Nerlinger R.: Prognostic factors of breast neoplasms detected on screening by mammography and physical examination. Radiology 133:577, 1979

11. Feig S.: Die Kontrollintervalle bei mammographischen Reihenuntersuchungen. In: Frischbier HJ (Hrsg.) Die Erkrankungen der weiblichen Brustdrüse. Thieme, Stuttgart, 80, 1982
12. Fisher B., Redmond C., Fisher E.R., Bauer M., Wolmark N., Wickerham D., Deutsch M., Monatgue E., Margolesi R., Foster R.: Ten-year results of a randomized clinical trial comparing radical mastectomy and total mastectomy with or without radiation. N.Engl.J.Med., 312:674, 1985
13. Fisher E., Redmond C., Fisher B.: A prospective study concerning the relationship of duration of symptoms to treatment failure in patients with breast cancer. Cancer, 40:3160, 1977
14. Fisher E.: Die Pathologie sogenannter früher Mammakarzinome. In: Frischbier HJ (Hrsg.) Die Erkrankungen der weiblichen Brustdrüse. Thieme, Stuttgart, 45, 1982
15. Fournier D.von, Hoeffken W., Junkermann H., Bauer M., Kühn W.: Growth rate of 147 mammary carcinomas. Cancer 45:2198, 1980
16. Friedrich M.: Neuere Entwicklungstendenzen der Mammographietechnik: Die Raster-Mammographie. RÖFO, 128:207, 1978
17. Frisell J., Glas U., Hellstroem L., Somell A.: Randomizied mammographic screening for breast cancer in Stockholm. Br. Cancer Res.Treat., 8:45, 1986
18. Haagensen C.: The choice of treatment for operable carcinoma of the breast. Surgery, 76:685,1974
19. Hendriks J.: Population screening for Breast Cancer by means of mammography in Nijmegen, 1975-1980. Thesis, Nijmegen 1982
20. Hendriks J.: Persönliche Mitteilung. 2. Senographie-User-Meeting, Leipzig 1991
21. Heywang-Köbrunner S.H.: Contrast-Enhanced MRI of the Breast. Schering, Berlin 1990
22. Hicks M.: Sensitivity of mammography and physical examination of the breast cancer. Jama, 242:2080, 1979
23. Host H., Brennhovd I.: The effect of post-operative radiotherpy in breast cancer. Int.J.Radiat.Oncol.Biol.Phys., 3:1061, 1977
24. Howson C., Kinne D., Wynder E.: Body weight, serum cholesterol and stage of primary breast cancer. Cancer, 58:2372, 1986
25. Jong W.: De Bevolkingsonderzoek op borstkanker in Leiden 1975. Thesis, Leiden 1979
26. Krokowski E.: Betrachtung zur Dynamik des Geschwulstwachstums. Krebsforsch. Krebsbekämpfung, 5:189, 1964
27. Krokowski E.: Muß die heutige Krebstherapie verändert werden? GBK-Mitteilungsdienst, 18:6, 1977
28. Lohbeck H.: Sind die Brustkrebsvorsorgeuntersuchungen ausschließlich mit der Thermographie abzulehnen? In: Frischbier H.J.(Hrsg.) Die Erkrankungen der weiblichen Brustdrüse. Thieme, Stuttgart, 104, 1982

29. Lundgren B.: Observations on growth rate of breast cancer and its possible implications for lead time. Cancer, 40:1722, 1982
30. MacMahon B.: Etiology of human breast cancer: A Review. J.Natl.Cancer Inst., 50:21, 1973
31. O'Connell D.: Cigarette smoking, alcohol consumption and breast cancer JNCI, 78:229, 1987
32. Penn W., Hendriks L.: Die Bedeutung von breit angelegten Vorsorgeuntersuchungen für die Prognose des Mammakarzinoms. Chirurg. 55:211, 1984
33. Saltzstein S.: Potential limits of physical examination and breast selfexamination in detecting small cancers of the breast. Cancer, 54:1443, 1984
34. Schmidt W., Teubner J., Kaick G.von, Fournier D.von, Kubli F.: Ultrasonographische Untersuchungsergebnisse bei der Mammadiagnostik. Geburtsh. Frauenheilk., 41:533, 1981
35. Schulz-Wendtland R.: Vergleich verschiedener plattenthermographischer Methoden mit der übrigen Diagnostikenaussage und Histologie. Dissertation, Heidelberg 1982
36. Shapiro S.: Ten-to-fourteen-year-effect of screening on breast cancer mortality. JNCI, 69:349, 1982
37. Strax P.: Results of mass screening for breast cancer in 50 000 examinations. Cancer, 37:30, 1976
38. Tabar L., Fagerberg C., Gad A., Baldetorp L., Holmberg L., Groentoft O., Ljungquist U., Lundstroem B., Manson J., Eklund G.: Reduction in mortality from breast cancer after mass screening with mammography. Randomized trial from the breast cancer screening working group of the swedish national board of health and welfare. Lancet I:829, 1985
39. Teubner J., Kaick G.von, Junkermann H.: 5 MHz Realtime-Sonographie der Brustdrüse. Radiologe, 25:457, 1985
40. Thomas B., Price J., Boulter P., Gibbs N.: The first three years of the guildford breast screening Rec.Results Cancer Res. 90:195, 1984
41. Veronesi U.: Überlebensraten bei nodal-positiven Patienten: Vergleich brusterhaltender Therapie zur Radikaloperation. Int.Workshop, Heidelberg 3.-5.10.1986
42. Waardt d.F., Collette H., Rombach J.: The DOM project for early detection of breast cancer, Utrecht, the Netherlands. J.Chron.Dis. 37:1, 1984
43. Wagai T., Tsutsumi M.: Screening of breast cancer by echography. In: Ultrasound and Cancer. Ed.S.Levi. Experta Medica Amsterdam, 315, 1982
44. Willett W., Stampfer M., Colditz G., Rosner B., Hennekens C., Speizer F.: Dietary fat and the risk of brest cancer. N.Engl.J.Med. 316:22, 1987
45. Wilson J., Junger G.: Principles and practice of screening for disease. Public health papers No 34: WHO, Genf 1968
46. Wynder E., Rose D., Cohen L.: Diet and breast cancer in causation and therapy. Cancer, 58:1804, 1986

Entwicklungen in der aktuellen Mammachirurgie

G. Teufel, F. Kommoss, M. Bauer

Einleitung

Die Diskussion um die angemessene operative Behandlung des Mammakarzinoms läßt sich bis zum Beginn dieses Jahrhunderts verfolgen. Es gibt viele Belege dafür, daß die gültige Lehrmeinung immer wieder revidiert werden mußte und sich die Ansichten von Außenseitern durchsetzen. Es gibt keinen Grund anzunehmen, daß dies künftig anders sein wird.

Einen wichtigen Durchbruch in der operativen Behandlung des Mammakarzinoms verdanken wir Halsted (1852–1922), der in Halle bei von Volkmann seine Ausbildung erhielt und später in Baltimore seine Operationstechnik weiter perfektionierte. Sein operatives Konzept ging von der Vorstellung aus, daß eine exzessive radikale Mastektomie mit Entfernung der Brustmuskeln einschließlich der kompletten Ausräumung der Lymphwege axillär, supraclaviculär und substernal zu einer Verbesserung der Heilungsraten führen würde [6,7]. Die erheblichen Nebenwirkungen eines solchen Vorgehens (Lymphödem, Zerstörung der Kontur der Thoraxwand) sowie die Einsichten in das biologische Verhalten der Mammakarzinome warfen in den folgenden Jahrzehnten zunehmend die Frage auf, wie radikal im Einzelfall operiert werden sollte [8].

Eine erste Antwort wurde von Patey u. Dyson sowie Auchinloss u.a. in den 40er Jahren gegeben, die zeigen konnten, daß eine Einschränkung der Radikalität der Mastektomie mit Belassung der Musculi pectorales und Beschränkung auf die Entfernung der axillären Lymphknoten einerseits die Prognose nicht verschlechterte und andererseits die Komplikationen wesentlich verminderte bei gleichzeitig günstigeren kosmetischen Ergebnissen [1,18]. Auch wenn diese Autoren sich damals vehement gegen eine weitere Einschränkung der Radikalität wehrten, war doch im Prinzip die uns auch heute noch zentral bewegende Frage aufgeworfen, inwieweit die Radikalität der Operation mit ihren verstümmelnden Folgen eingeschränkt werden kann, ohne die Prognose zu beeinträchtigen.

Die brusterhaltende Operation

Entscheidende Einsichten über die Möglichkeiten und Grenzen der brusterhaltenden Operationen verdanken wir den prospektiv randomisierten Studien von Veronesi u.a. 1985 (Mailand) und Fisher u.a. 1989 (Pittsburgh). Sie konnten zeigen, daß unter günstigen Voraussetzungen die Prognose nach brusterhaltender Therapie nicht schlechter ist als nach radikaler Mastektomie. Sowohl Veronesi als auch Fisher zeichneten sich dadurch aus, daß sie im Rahmen ihrer Studien auf einer extrem sorgfältigen Entfernung des Tumors samt ausreichender Sicherheitszone bestanden (Tabellen 1 und 2). Dabei wurde klar, daß die Tumorgröße und das Ausmaß der wünschenswerten Sicherheitszone dem Streben nach einem kosmetisch guten Ergebnis entgegen stehen. Das von Veronesi primär angegebene Verfahren eignet sich am ehesten bei Tumoren im oberen äußeren Quadranten, weniger jedoch bei Tumoren in anderen Quadranten der Brust, da der Volumendefekt zumeist erheblich ist. Nicht selten ist mit einer erkennbaren Verkleinerung der betroffenen Brust zu rechnen (Abb. 1).

In neuerer Zeit hat Veronesi sein primär sehr radikales operatives Vorgehen (vgl. Tabelle 1) dahingehend eingeschränkt, daß er ähnlich wie Fisher im wesentlichen nur noch auf der Excision einer relativ großen Sicherheitszone besteht [5,25,26]. Nach seiner Ansicht sind lokale Rezidive umso seltener, je größer die Sicherheitszone gewählt wird.

Die von Fisher propagierte Technik mit einem bogenförmigen Hautschnitt über dem Tumor und einem separaten Axillaschnitt hat sich als sehr praktikabel erwiesen. Gelegentlich ergeben sich Schwierigkeiten, größere Volumendefekte zu kaschieren. In diesen Fällen bevorzugen wir eine weiträumige Mobilisierung des anliegenden Brustdrüsengewebes gegen die Haut und den Musculus pectoralis major sowie ihre lockere Adaption mit Einzelknopfnähten im Sinne einer Brustrekonstruktion. Ist nachfolgend eine Boostbestrahlung des Tumorbettes geplant, empfiehlt es sich, das Tumorbett mittels eines Clips zu markieren (Abb. 2).

Unsere Erfahrungen mit bogenförmigen Schnitten bei Tumoren unterhalb der Mamille sind sehr unbefriedigend. Die kosmetischen Ergebnisse bei einem solchen Vorgehen sind meist schlecht. Deshalb sind wir dazu übergegangen, ein von cranial nach caudal verlaufendes spindelförmiges Hautstück über dem Tumor zu entfernen, wobei die caudale Spitze dieser Spindel caudal der Bardenheuerschen Falte liegen kann.

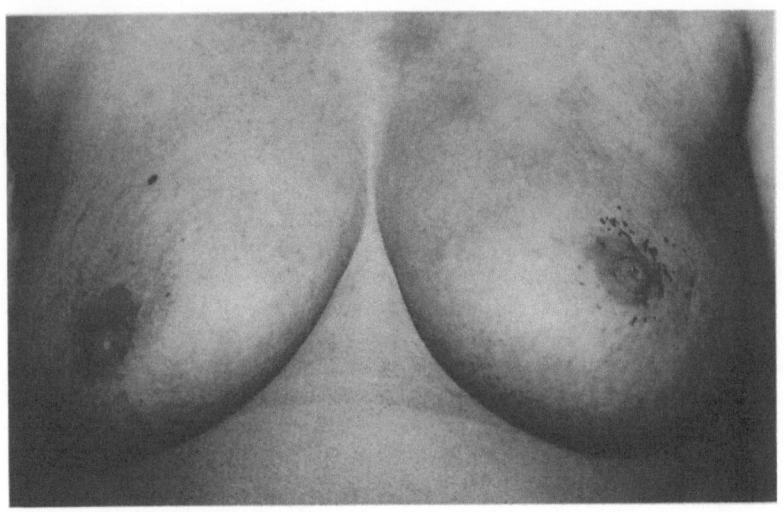

Abb. 1: Brusterhaltende Operation links. Radiärer Schnitt

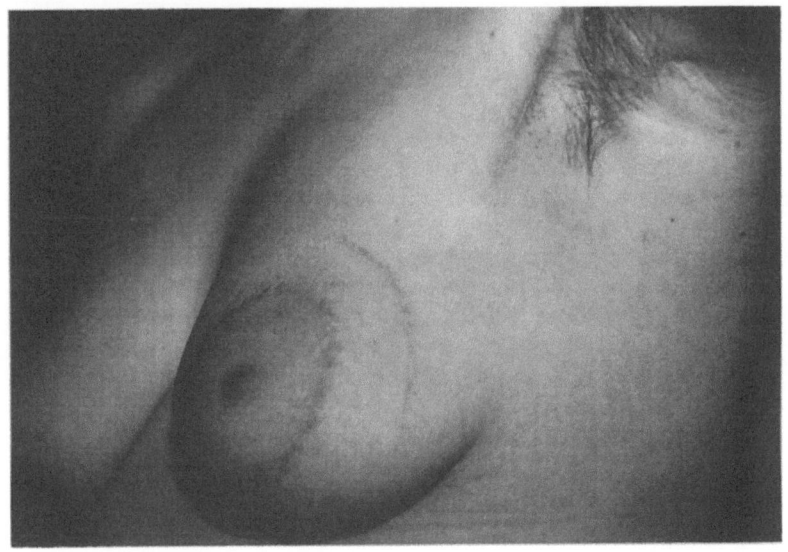

Abb. 2: Brusterhaltende Operation links. Bogenförmiger Schnitt über dem Tumor. Separater Zugang zur Axilla lateral des M. pectoralis major und caudal der Axillarfalte

Tabelle 1: Brusterhaltende Operation nach Veronesi[*]

- Inzision radiär über Tumor (< 2cm)
- Tumorentfernung mit Sicherheitsabstand
- Schnellschnitt
- Wundspülung mit zytotoxischer Lösung
- Adaption des Brustdrüsenkörpers, (Einzelknopfnähte), Hautnaht
- Instrumenten- und Handschuhwechsel

- Einzeichnen der Schnittführung für Quadrantektomie (radiär elliptisch mit Sicherheitsabstand von Inzision > 3cm)
- Mamillenrekonstruktion bei Bedarf

- Lymphonodektomie (bis »Axillaspitze«, M.pectoralis minor erhalten)
- Schnittführung bei Lymphonodektomie separat oder »en bloc« (oberer, äußerer Quadrant)

[*]Quart Methode: Quadrantectomy, Axillary Dissection, Radiotherapy

Tabelle 2: Brusterhaltende operative Technik nach Fisher[*]

- Hautinzision über Tumor (<4 cm), bogenförmig
- Tumorentfernung mit tumorfreiem Randsaum
- Haut über Tumor und Pectoralisfascie meist nicht entfernt

- Keine Mobilisation des Brustdrüsenkörpers
- Keine Drainagen im Tumorbett

- Lymphonodektomie Level I und II meist mit separatem Hautschnitt
- Operatives Ziel: Lokal vollständige Tumorentfernung
- Bei Tumorbefall des Resektatrandes -> Mastektomie

Beachte:
1. Sorgfältige Markierung des Resektates
2. Gezielte Nachresektion sofort, wenn Rand des Resektates nicht ausreichend tumorfrei

[*]NSABP-B-06 Studie, Fisher et al. 1985/86, Pittsburgh, Beginn 1976, prospektiv, randomisiert, n = 1843

Bei ausgeprägter Makromastie ist eine postoperative homogene Bestrahlung des Brustdrüsenkörpers mit 50 Gy technisch nicht möglich. Um Komplikationen in derartigen Fällen vorzubeugen, führen wir im Anschluß an die typische Lumpektomie mit axillärer Lymphonodektomie zusätzlich die beidseitige Reduktion der Mammae durch.

Die Meinungen darüber, welche Tumoren sich für eine brusterhaltende Therapie eignen, haben sich in den letzen Jahren zum Teil wesentlich geändert. Einigkeit besteht jedoch dahingehend, daß die brusterhaltende Operation als Standardtherapie empfohlen wird, zumindest bei Tumoren bis 2 cm Durchmesser [4]. Bei ausgedehnteren Tumoren besteht noch eine gewisse Unsicherheit. Der ursprünglich vielfach vertretenen Auffassung, bei Patientinnen mit ausgedehntem Lymphknotenbefall sei in jedem Fall die Mastektomie indiziert, wird heute widersprochen. Das Argument wird angeführt, daß bei einer a priori sehr schlechten Prognose, wenn z.B. das weitere Schicksal der Patientinnen durch den ausgedehnten Lymphknotenbefall oder gar durch Fernmetastasen bestimmt wird, verstümmelnde Eingriffe, wie sie eine Mastektomie darstellt, nicht generell zu rechtfertigen sind.

Eine brusterhaltende Operation sollte nach einhelliger Meinung nur dann durchgeführt werden, wenn der Operateur hoffen kann, alle malignen oder prämalignen Veränderungen entfernen zu können. Daß dieses theoretisch klar definierte Ziel in der Praxis nicht immer leicht zu erreichen ist, zeigen Untersuchungen von Müller u.a. 1990, die nachweisen konnten, daß auch nach subtil durchgeführter Lumpektomie in einem Teil der Fälle in der verbliebenen Restbrust mit Resten eines invasiven oder In-situ-Karzinoms zu rechnen ist. Trotzdem muß man wohl davon ausgehen [9,26], daß eine insuffiziente Primäroperation nicht durch postoperative Maßnahmen, wie Bestrahlung oder Chemotherapie, zu kompensieren ist.

Leider stellen wir in der täglichen Praxis immer wieder fest, daß die Bedingungen, unter denen die Studien zur brusterhaltenden Therapie durchgeführt wurden, von manchen Operateuren nicht beachtet werden. Vielfach werden noch Tumoren oder mammographisch suspekte Veränderungen aus der Brust entfernt ohne sorgfältige präoperative Diagnostik und ohne genaue Planung des operativen Therapiekonzeptes. Nicht selten wird sogar das entfernte Gewebe nicht genau markiert, so daß der Pathologe nicht in der Lage ist, eine exakte räumliche Beschreibung des Tumors und seiner Sicherheitsmanschette zu geben. Dies kann in manchen Fällen dazu führen, daß Patientinnen ihre Brust verlieren, obwohl es primär nicht notwendig gewesen wäre.

Wenn man die Ergebnisse der Fisher-Studie betrachtet, wird sichtbar, daß Patientinnen nach brusterhaltender Operation ohne postoperative Bestrahlung häufiger ein Lokalrezidiv in der Restbrust erleiden als Patientinnen, deren Brust postoperativ mit 50 Gy bestrahlt wurde. Bemerkenswert ist jedoch, daß die Prognose zumindest bis zum 10. Jahr nach der Primärbehandlung in beiden Gruppen identisch ist. Ob dies in allen Fällen auch für die langfristige Prognose gilt, bleibt allerdings noch abzuwarten. Dennoch werfen diese Daten die Frage auf, ob es nicht Patientinnen gibt, bei denen der Verzicht auf die primäre postoperative Nachbestrahlung eine akzeptable Alternative sein könnte unter der Voraussetzung, daß eine sorgfältige Nachkontrolle gewährleistet ist und Rezidive in der Restbrust durch Ablatio evtl. sogar durch eine erneute Lumpektomoie oder sogar eine mamillenerhaltende Mastektomie behandelt werden.

Diese Fragestellung wird eine von der GBSG (German Breast Cancer Study Group) geplante Studie genauer untersuchen. Dabei soll geklärt werden, ob die Überlebenszeit (absolut und krankheitsfrei), die Häufigkeit und Lokalisation lokoregionaler Rezidive sowie die Inzidenz von Fernmetastasen bei brusterhaltend operierten Patientinnen mit Low-risk Tumoren von einer Nachbestrahlung profitieren. Gedacht ist an Tumoren mit folgenden Merkmalen:

- Durchmesser bis maximal 3 cm (incl. intraductalem Anteil)
- Tumorfreier Randsaum
- Nodal negativ
- Differenzierungsgrad G I-IIa
- Positive Oestrogen- und/oder Progesteronrezeptoren

Bis zum Vorliegen dieser Studienergebnisse erscheint es sinnvoll zu sein, auf die postoperative Bestrahlung nicht zu verzichten und zusätzlich eine angemessene adjuvante systemische Therapie durchzuführen.

Mastektomie und primärer Wiederaufbau

Die Einstellung von Patientinnen und Ärzten zu einem primären Wiederaufbau nach Mastektomie ist im Wandel begriffen. Mehr und mehr besteht die Neigung, den primären Wiederaufbau anzustreben. Diesem Wunsch kommen die weitere Perfektionierung der operativen Techniken und die Fortschritte bei der Entwicklung neuerer Implantate und Gewebeexpander entgegen (Abb. 3).

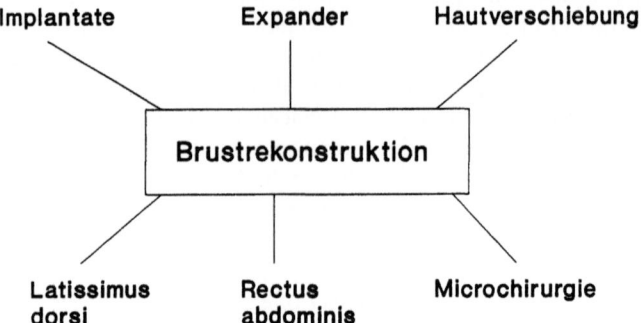

Abb. 3: Operative Konzepte zur Brustrekonstruktion primär oder sekundär nach Mastektomie.

Das zentrale Problem des primären Wiederaufbaus besteht darin, daß bei der Mastektomie Haut samt Mamille entfernt werden, die später beim Wiederaufbau der Brust fehlen. Bis zum Jahre 1988 haben wir deshalb - wie die meisten anderen Arbeitsgruppen - subpectoral einen Expander eingesetzt, der in den Wochen nach der Operation durch Auffüllen mit Kochsalzlösung über ein subcutan gelegenes Ventil das Wachstum der fehlenden Haut bewirkte. Diese Expander wurden nach 3-6 Monaten durch ein glattwandiges Silikonimplantat ersetzt.

Diese Technik war in mehrfacher Hinsicht unbefriedigend. Die subpectorale Implantation zunächst des Expanders und später der Prothese gestaltete sich relativ aufwendig. Dislozierte oder defekte Expander waren nicht selten. Hinzu kamen Kapselfibrosen um die Implantate herum in bis zu 40% der Fälle trotz subpectoraler Lage [2,16]. Insbesondere bei muskulöseren Patientinnen hatte die wiederaufgebaute Brust oftmals eine unpassende kugelförmige jugendliche Form, auch wenn der Ansatz des Musculus pectoralis am Thorax weiträumig abgelöst worden war. Insbesondere bei älteren Frauen mit einer Ptosis der kontralateralen Brust war damit das kosmetische Ergebnis unbefriedigend und zog deshalb vielfach weitere Eingriffe an der kontralateralen Brust nach sich. Gelegentliches Verrutschen der glattwandigen Silikonprothesen kann zudem die Situation komplizieren.

Seit 1989 benutzen wir polyurethan-umschäumte Implantate. Sie haben den entscheidenden Vorteil, daß sie präpectoral eingesetzt werden können und kaum jemals zu Kapselfibrosen neigen aufgrund ihrer rauhen Oberfläche. Diese verhindert darüber hinaus auch eine ungewünschte Dislokation.

Voraussetzung für die Implantation der polyurethan-umschäumten Implantate ist eine subtile Präparation des Hautmantels, damit Nekrosen der Haut vermieden werden. Raucherinnen haben naturgemäß infolge der schlechteren Durchblutung der Haut ein wesentlich erhöhtes Risiko, Hautnekrosen zu erleiden.

In der Regel stellt die Implantation polyurethan-umschäumter Prothesen bis zu einem Füllvolumen von 500ml im unmittelbaren Anschluß an die Mastektomie kein Problem dar, wenn die Haut nach cranial und vor allem nach caudal ausreichend mobilisiert wird. Eine gebeugte Haltung und Lagerung in den ersten postoperativen Tagen kann eine zusätzliche Hilfe sein beim Versuch, die Hautspannung zu mindern und eine ausreichende Hautdurchblutung sicher zu stellen. Gelegentlich postoperativ auftretende »Rash-Reaktionen« der Haut lassen sich erfahrungsgemäß mit Cortison erfolgreich behandeln und stellen keinen Anlaß zur Beunruhigung dar.

Nach ca. 6 Monaten ist das kosmetische Ergebnis in der Regel endgültig zu beurteilen. Kaum jemals ist das Implantat selbst oder die Schweißnaht am Rande des Implantates noch zu fühlen. Die aufgebaute Brust nimmt eine weitgehend natürliche Form an. Abhängig von der Art des Hautmantels entwickelt sich meist eine gut ausgeprägte nahezu physiologische Ptosis.

Mit der präpectoralen Implantation polyurethan-umschäumter Implantate ist damit, soweit wir dies bisher beurteilen können, eine gute Technik gegeben, die es erlaubt, mit vergleichsweise geringem Aufwand kosmetisch gute Ergebnisse zu erreichen.

Ist man bei knapp unter der Haut sitzenden Tumoren gezwungen, einen größeren Teil des Hautmantels zu entfernen, wird man auch weiterhin auf die Expandertechnik zurückgreifen müssen. Fortschritte in der Herstellung der Expander sowie ihre Oberflächentexturierung versprechen künftig eine bessere Handhabung und befriedigendere kosmetische Ergebnisse.

In den letzten Monaten drängen mehr und mehr andere Implantate mit texturierter Oberfläche auf den Markt. In wieweit sie Vorteile gegenüber dem polyurethan-umschäumten Implantaten haben, bleibt abzuwarten.

Lehnen Patientinnen die Implantation von Fremdmaterial ab, kann ein Wiederaufbau mit körpereigenem Material in Betracht gezogen werden. Hier bieten sich der ein- oder doppelseitige Rektus-abdominis-Lappen oder der Latismus-dorsi-Lappen an. Da der Aufwand dieser beiden Methoden sehr hoch ist und die Ergebnisse nicht immer zufriedenstellen, sollten sie speziellen Fällen vorbehalten bleiben. Auch eine Kombination der gestielten Lappen mit Implantaten ist möglich.

Mamillenerhaltende Mastektomie

In der täglichen Praxis wird man nicht selten vor das Problem gestellt, daß aus medizinischer Sicht der Brustdrüsenkörper entfernt werden sollte, die Patientin aber die Erhaltung der Mamille dringend wünscht. Dieser Wunsch wird nicht nur geäußert bei invasiven und präinvasiven Karzinomen, sondern auch bei sog. »Risikobrüsten«, die im Rahmen der subtiler werdenden Vorsorge- Diagnostik mehr und mehr gefunden werden. Aber auch bei Verdacht auf Rezidiv nach brusterhaltender Therapie, der oftmals erst durch die komplette histologische Aufarbeitung der Restbrust bestätigt oder widerlegt werden kann, wird man gelegentlich vor diese Frage gestellt.

Von der operativ-technischen Seite aus stellt dieser Wunsch der Patientin meist kein größeres Problem dar, seitdem die neuen polyurethan-umschäumten Implantate zur Verfügung stehen. Selbst eine vorausgegangene Bestrahlung muß kein absolutes Hindernis darstellen. Mit subtiler Technik gelingt es, den Brustdrüsenkörper komplett vom Hautmantel und der Fascie des Musculus pectoralis major abzulösen. Der Unterschied zur herkömmlichen Mastektomie besteht darin, daß - sieht man einmal davon ab, daß meist ein etwas größerer Teil des Hautmantels in situ verbleibt - wenige Millimeter der Milchgänge vor ihrer Mündung auf der Mamille erhalten bleiben, sofern sie nicht mittels Laserkoagulation eliminiert werden. Ist eine ausgedehntere Reduktion des Hautmantels erforderlich oder gewünscht, so kann sie in ähnlicher Weise wie bei einer Reduktionsplastik durchgeführt werden (Abb. 4 u. 5).

Die früher relativ uninteressante Frage, unter welchen Bedingungen eine Mamille entfernt werden muß oder belassen werden kann, hat heute angesichts der rekonstruktiven Möglichkeiten mit ihren z.T. vorzüglichen kosmetischen Ergebnissen an Interesse und Aktualität gewonnen. Umso mehr als im Rahmen der brusterhaltenden Therapie gezeigt werden konnte, daß die Belassung der Mamille kein besonderes Problem darstellt.

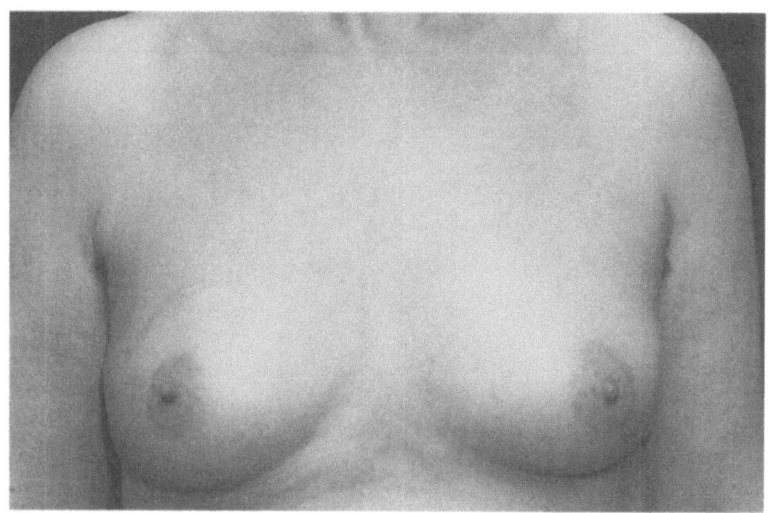

Abb. 4: Mamillenerhaltende Mastektomie rechts

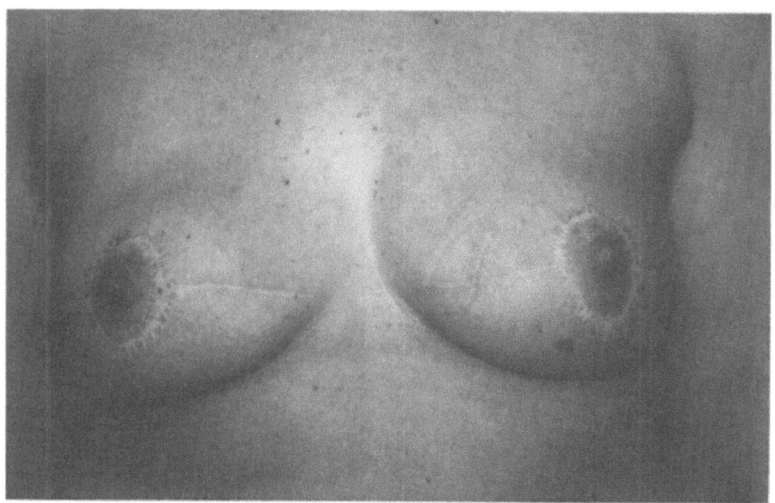

Abb. 5: Mamillenerhaltende Mastektomie beidseits mit gleichzeitiger Reduktionsplastik bei Makromastie

Tabelle 3: Häufigkeit des Tumorbefalls von Mamille / Areola beim Mammaca

Autoren	Fallzahl	% Mammilen-/ Areolabefall	Invasiv	in situ	Histologie- kriterien
Santini et al (1989)	1291	12%, in 9% unerwartet	-	-	Stufenschnitte, 1 cm Tiefe
Wertheim et al (1980)	1000	23,4%, in 16,1% unerwartet	-	-	8 Schnitte
Kochem et al(1981)	1000	17%	-	-	12 Schnitte
Fisher et al (1975)	967	11%	-	-	?
Smith et al (1976)	541	12,2%	68%	32%	2 Schnitte, 0,5 cm Tiefe
Lüttges et al (1987)	166	38%	31%	69%	3 Schnitte, Großflächenschnitte
Lagios et al (1979)	149	30,2%	50%	50%	Stufenschnitte, bis 0,4 cm Subc.
Marimoto et al (1985)	141	31%, alle ohne susp. Klinik	18%	72%	Stufenschnitte ges. Mamma
Suehiro et al (1989)	65	37%, alle Mammaca's <2,5cm	13%	87%	Stufenschnitte, 2 cm Tiefe
Quinn et al (1981)	44	25%	64%	36%	ca. 27 Schnitte, 1 cm Tiefe
Andersen et al (1979)	40	50%	45%	55%	Stufenschnitte, 1 cm Tiefe
Menon et al (1989)	33	58%	11%	89%	9 Schnitte

Unsere eigenen Erfahrungen bei der brusterhaltenden Therapie decken sich mit den Erfahrungen von Beller (1989), daß eine Metastasierung oder ein Rezidiv im Areola-Mamillenbereich ein vergleichsweise seltenes Ereignis darstellt. Dies ist insofern erstaunlich, als sich bei der Durchsicht der Literatur zeigt, daß mit einem Mamillen/Areolabefall, sei es durch invasive Karzinome oder Anteile eines Carcinoma in situ in 12-23% der Fälle (nur Publikationen mit mehr als 500 Fällen berücksichtigt) zu rechnen ist (Tabelle 3). Als bedeutsame Faktoren, die mit dem Befall des Areola-Mamillenkomplexes korrelieren, erwiesen sich in der Literatur vor allem der Abstand zwischen Primärtumor und Mamille, die Größe des Primärtumors sowie der axilläre Lymphknotenbefall (Tabelle 4).

Tabelle 4: Risikofaktoren zur Infiltration von Mamille/Areola beim Mammaca

Autoren	Abstand Tu-Mamille	Tumorgröße	Multizentrizität/fokalität	Grading	begl. intraduktales Ca	ax. LK Befall
Santini et al (1989)	?	+	?	?	–	–
Wertheim et al (1980)	+	+	?	?	+	?
Kochem et al (1981)	?	?	?	?	?	+
Smith et al (1976)	+	+	+	+	?	+
Lüttges et al (1987)	+	+	+	?	?	+
Lagios et al (1979)	+	+	?	+	?	?
Marimoto et al (1985)	+	+	?	?	+	+
Suehiro et al (1989)	+	–	?	?	?	+
Quinn et al (1981)	?	+	?	?	?	?
Menon et al (1989)	?	–	+	?	?	–

Eine Antwort auf die Frage nach der Möglichkeit der Erhaltung der Mamille im Rahmen der primären Wiederaufbauoperation erscheint noch nicht möglich. Weitere Erfahrungen sind abzuwarten. Unter der Bedingung jedoch, daß die Patientinnen vollständig über die Problematik aufgeklärt werden, scheint in günstigen Fällen, d.h. bei Tumoren mit großem Abstand zwischen Primärtumor und Areola-Mamillenkomplex die Mamillen-erhaltende Mastektomie und bei geeigneten Patientinnen mit einer sog.»Risikobrust« im Rahmen einer kontrollierten Studie eine vertretbare Möglichkeit zu sein. Dabei wird eine sorgfältige histologische Aufarbeitung des retroareolären Gewebes in Stufenschnitten sowie eine subtile operative Technik vorausgesetzt.

Wenn postoperativ der vollständige histologische Befund vorliegt, wird man – ähnlich wie bei der brusterhaltenden Therapie – nochmals eine sorgfältige Analyse der Risikofaktoren vorzunehmen haben und entscheiden müssen, ob das primäre operative Konzept beibehalten werden kann. Wir versuchen derzeit im Rahmen einer kontrollierten Studie die angeschnittenen Fragen zu beantworten.

Literatur

1. Auchincloss H.: Tumors of the breast In: Christopher F. (ed): A Textbook of Surgery. Philadelphia, Saunders, 919-920, 1942
2. Asplund O.: Capsular Contracture in Silicone Gel and Saline-Filled Breast Implants after Reconstruction Capsular Contracture in Breast Implants. Plastic and Reconstructive Surgery 73, 270-275, 1984
3. Beller F.K., Kieback D.C.: Lokalrezidive nach Mammakarzinom - Auftreten nach subkutaner Mastektomie. In: Das Rezidiv in der gynäkologischen Onkologie S. 119-131. Meerpohl H.-G., Pfleiderer A., Profous Chr.Z. (Hrsg.) Springer-Verlag Berlin Heidelberg 1990
4. Brusterhaltende Therapie beim Mammakarzinom - Indikation und Konsequenzen. Ergebnisse einer multidisziplinären Konsensus-Tagung. Dt. Krebsgesellschaft 2, 6-9, 1990
5. Fisher B.: Eight-Year Results of a Randomized clinical Trial Comparing Total. Mastectomy and Lumpectomy with or without Irradiation in the Treatment of Breast Cancer. New Engl.J.Med. 30, 822-828, 1989
6. Halsted W.S.: A clinical and histological study of certain adeno carcinomata of the breast; and a brief consideration of the supraclavicular operation and of the results of the operations for cancer of the breast from 1889-1898 at the Johns Hopkins Hospital. Tr.Am.S.A. 16, 144-156, 1898
7. Halsted W.S.: The results of radical operations for the cure of carcinoma of the breast. Tr.Am.S.A. 25, 61-72, 1907
8. Halsted W.S.: The swelling of the arm after operations for cancer of the breast - elephantiasis chirurgica - its cause and prevention. Bull.Johns Hopkins Hosp. 32, 309-321, 1921
9. Hayward J.L.: The Guys's Hospital Trialson Breast Conservation. In: Conservative Management of Breast Cancer. Harris J.R., Hellmann S., Silen W. (Hrsg), S. 77-90. Lippincott J.B., Company London, New York, 1983
10. Jones M.W., Norris H.D., Snyder R.C.: Infiltrating Syringomatous Adenoma of the Nipple. A Clinical and Pathological Study of 11 Cases. Am.J.Surg.Pathol. 13, 197-201, 1989
11. Kieback D.G., Beller F.K., Nitsch C.D., Krieb V., Nienhaus H., Niedner W.E.: Therapie und Prognose des kleinen Mammakarzinoms. Vergleich von subkutanen Mastektomieverfahren und Ablatio mammae. Geburtsh.Frauenheilk. 50, 754-770, 1990
12. Kochem H.G., Schremmer C.N., Norpoth N., Hirche H.: Zu den Beziehungen zwischen Mamille und axillären Lymphknoten beim Brustdrüsenkörper der Frau. Geburtsh. Frauenheilk. 41, 141-144, 1981

13. Lagios M.D., Gates E.A., Westdahl P.R., Richards V., Alpert B.S.: A Guide to the Frequency of Nipple Involvement in Breast Cancer. A Study of 149 Consecutive Mastectomies Using a Serial Subgross and Correlated Radiographic Technique. Am.J.Surg. 138, 135-142, 1979
14. Lüttges J., Kalbfleisch H. and Prinz P.: Nipple involvement and multicentricity in breast cancer. A study on whole organ sections. J. Cancer Res.Clin.Oncol. 113, 481-487, 1987
15. Menon R.S. and van Geel A.N.: Cancer of the breast with nipple involvement, Br.J. Cancer 59, 81-84, 1989
16. Melmed E.P.: Treatment of Breast Contractures with Open Capsulotomy and Replacement of Gel Protheses with Polyurethane-Covered Implants. Plastic and Reconstructive Surgery 86, 270-274, 1990
17. Morimoto T., Komaki K., Inui K., Umemoto A., Yamamoto H., Harada K. and Inoue K.: Involvement of Nipple and Areola in Early Breast Cancer. Cancer 55, 2459-2463, 1985
18. Patey D.H. und Dyson W.H.: The prognosis of carcinoma of the breast in relation to the type of operation performed. Brit.J. Cancer 2 (1948), 7-15
19. Perzin K.H., Lattes R.: Papillary adenoma of the nipple (Florid Papillomatosis, Adenoma, Adenomatosis). A Clinicopathologic Study. Cancer 29, 996-1009, 1972
20. Quinn R.H., Barlow J.F.: Involvement of the Nipple and Areola by Carcinoma of the Breast. Arch.Surg. 116, 1139-1140, 1981
21. Santini D., Taffurelli M., Gelli M.C., Grassigli A., Giosa F., Marrano D., Martinelli G.: Neoplastic Involvement of Nipple-Areolar Complex in Invasive Breast Cancer. Am.J.Surg. 158, 399-403, 1989
22. Schnürch H.G., Drewes J., Bender H.G.: Zur Differentialdiagnose von Tumoren der Mamille und der Areola. Geburtsh.Frauenheilk. 42, 878-883, 1982
23. Smith J., Spencer Payne W., Aidan Carney J.: Involvement of the Nipple and Areola in Carcinoma of the Breast. Surg. Gynecol. Obstet. 143, 546-548, 1979
24. Suehiro S., Inai K., Tokuoka S., Hamada Y., Toi M., Niimoto M., Hattori T.: Involvement of the nipple in early Carcinoma of the Breast. Surg.Gynecol. & Obstet. 168, 244-248, 1989
25. Veronesi U.: Conservative Treatment of Breast. Cancer with the QU.A.RT. Technique. World J. Surgery 9, 681-976, 1985
26. Veronesi U.: Quadranten-Resektion bei Mammakarzinom Workshop: Aktuelle Aspekte in Diagnostik und Therapie des Mammakarzinoms Freiburg, 13.7.1990
27. Wertheim U., Ozzello L.: Neoplastic involvement of nipple and skin flap in carcinoma of the breast. Am.J.Surg.Pathol. 4, 543-549, 1980

Strahlentherapie nach brusterhaltender Operation

J. Bahnsen

In der wissenschaftlichen Diskussion wird oft behauptet, relevante Aussagen seien nur aus randomisierten klinischen Versuchen abzuleiten. Die hier vorgetragene Studie verzichtet bewußt auf einen Randomisierungsansatz. Das bedarf einer Begründung. In Mitteleuropa werden randomisierte klinische Studien von Ethikkommissionen geprüft und nur zugelassen, wenn die alternativen Arme bisher gleichwertig sind oder der Unterschied umstritten ist. Bestehen nur geringe Unterschiede im Therapieergebnis, so werden die Fallzahlen nicht erreicht, um eine Signifikanz zu erzielen. Oft wird aus der fehlenden Signifikanz nun der vorschnelle Schluß gezogen, es bestehe kein Unterschied. Bei der brusterhaltenden Therapie geht es im wesentlichen um die Zahl intramammärer Rezidive unter verschiedenen Bedingungen. Bei diesem relativ seltenen Ereignis sind sehr große Fallzahlen erforderlich, um überhaupt Gruppen bilden zu können. Eine Randomisierung gegen eine Ablatio, also eine Therapie, die wir gar nicht durchführen wollen, bringt uns erkenntnismäßig nicht weiter. Für die Analyse viel wichtiger ist eine sehr gute Dokumentation des Primärbefundes und ein zuverlässiges Follow-Up. Im Jahr 1972 fanden sich mit K. Thomsen, H.-E. Stegner und H.-J. Frischbier ein Kliniker und Operateur, ein gynäkologischer Radiologe und ein Gynäkopathologe zu einer gemeinsamen Studie zusammen. Nach dem Ausscheiden von Thomsen im Jahre 1985 wurde die Studie von H. Maass in gleicher Weise fortgeführt. Die Indikationen wurden gemeinsam gestellt, die Operationen unter strenger Kontrolle und gleichartigen Kriterien durchgeführt, sorgfältige pathohistologische Diagnosen am Großflächenschnitt erstellt, eine Strahlentherapie nach den Richtlinien der Deutschen Gesellschaft für Senologie appliziert und eine klinisch-mammographische Nachkontrolle in der Abteilung für gynäkologische Radiologie vollzogen. Bis Dezember 1990 sind 1312 Patientinnen in die Studie eingegangen. Die hier vorgelegten Ergebnisse beruhen auf der Auswertung von 1135 Frauen im Mai 1990. Die Darstellung konzentriert sich im wesentlichen auf das intramammäre Rezidiv, da ein Gesamtüberblick den Rahmen sprengen würde. (ausführliche Darstellung bei [2].) Es wurden bisher 31 intramammäre Rezidive beobachtet. Die Kaplan-Meier-Schätzung ergab ein 5-Jahres-Risiko der erhaltenen Brust von 4,3% und ein 10-Jahres-Risiko von 10,2%.

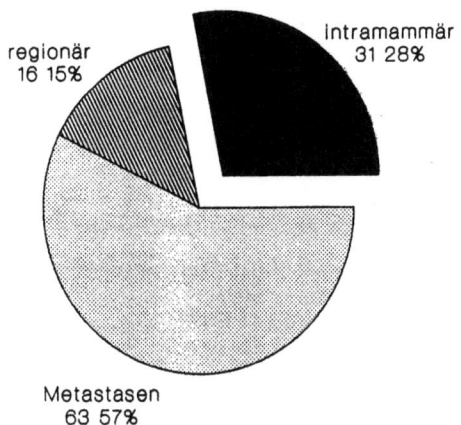

Abb. 1: Anteil der intramammären, regionären und distanten Metastasen nach brusterhaltender Therapie von 1135 Mammakarzinomen.

Abbildung 1 zeigt den Anteil verschiedener Rezidivarten. Nur 28% entfallen auf intramammäre Rezidive. Das viel größere Problem sind mit 57% die distanten Metastasen.

Zu Beginn der brusterhaltenden Therapie 1972 wurden Vermutungen angestellt, welche Faktoren das Risiko einer intramammären Rezidivbildung unvertretbar vergrößern könnten. So wurden Frauen mit ungünstigen Faktoren, wie Tumorgrößen über 20 mm, positivem Lymphknotenstatus, nicht zentral erfaßtem Tumor, begleitenden intraduktalen Strukturen, ungünstigem Grading usw. von einer brusterhaltenden Therapie ausgeschlossen. Im Laufe der Jahre wurde die Indikation durch die guten Erfolge ständig erweitert. Gegenwärtig führen wir die brusterhaltende Therapie auch bei Tumoren über 20 mm durch, wenn die Relation Tumorgröße zu Brustgröße dies erlaubt. Positive axilläre Lymphknoten, ungünstiges Grading, begleitende intraduktale Formationen stellen keinen Hinderungsgrund dar.

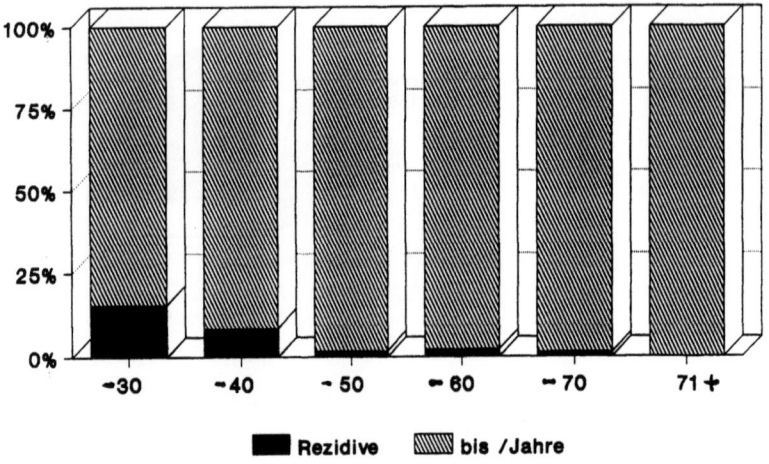

Abb. 2: Häufigkeit intramammärer Rezidive nach brusterhaltender Therapie in unterschiedlichen Altersstufen.

Nach 17 Jahren Rezidivanalyse haben sich trotz der erweiterten Indikation nur zwei Faktoren als signifikant erwiesen: Niedriges Alter und Tumor im Schnittrand erhöhen das Risiko eines intramammären Rezidivs deutlich. Abbildung 2 zeigt die Häufigkeit intramammärer Rezidive in unterschiedlichen Altersklassen. Man erkennt, daß auf Frauen bis 30 Jahre mit 15% und Frauen über 30 bis 40 Jahren mit 8,5% die meisten Rezidive entfallen, während alle übrigen Altersklassen zusammen nur in 1,7% der Fälle einen Tumor in der belassenen Brust entwickelten. Wegen der kleinen Fallzahl von Patientinnen (13) bis 30 Jahre ist die Risikoschätzung mit großer Unsicherheit behaftet. Die Ursache für die Altersabhängigkeit ist noch unklar. Die Stadienverteilung (Abb. 3) zeigt keine Unterschiede der Tumorgröße bei jungen Patientinnen. Neben der bekannten höheren biologischen Aggressivität von Tumoren bei jüngeren Menschen dürften verbliebene occulte Tumorreste in der Brust den Hauptfaktor darstellen. In einer mammographisch dichten jugendlichen Brust ist die Erkennung von Tumorausläufern und Satellitenherden stark erschwert.

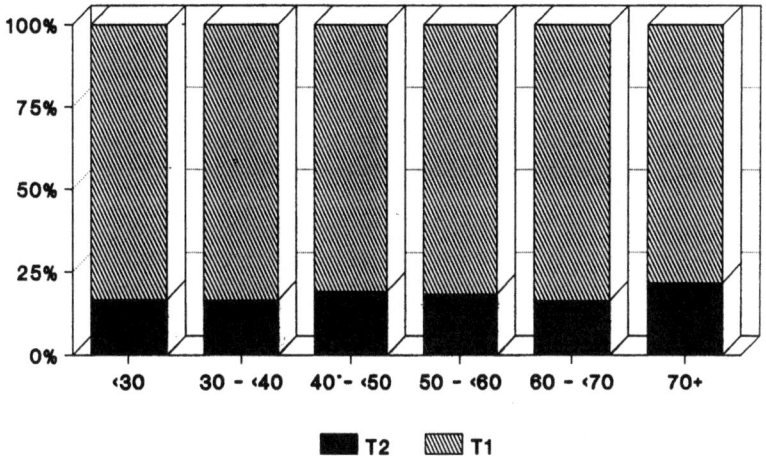

Abb. 3: Anteil von T1- und T2-Stadien brusterhaltend behandelter Mammakarzinome in unterschiedlichen Altersstufen.

Reicht der invasive Tumor bis an den Schnittrand, so wird eine Nachresektion durchgeführt oder das brusterhaltende Vorgehen verlassen (Ablatio mammae). Trotz Nachresektion erhöht sich das Risiko eines intramammären Rezidivs auf 8,1%. Liegen intraduktale Tumorformationen im Schnittrand vor, so werden mit 4% nicht mehr Rezidive beobachtet als in der Gesamtgruppe. Dies steht im Gegensatz zu den Ergebnissen der Bostoner Arbeitsgruppe [1], die in 25% Rezidive sahen, wenn der Tumor eine »extensiv intraductal component (EIC)« aufwies. Duktale Mammakarzinome mit ausgedehntem intraduktalem Wachstum sind häufig multizentrisch invasiv. Nur bei sehr sorgfältiger Aufarbeitung werden diese zusätzlichen invasiven Herde histologisch erkannt. Im Hamburger Krankengut wurde in Fällen von multizentrisch invasivem Wachstum das brusterhaltende Vorgehen aufgegeben. Die angestrebte tumorfreie Sicherheitszone beträgt im Hamburger Kollektiv 1 bis 2 cm, die Bostoner Gruppe dagegen gibt lediglich »a small rim of adjacent breast tissue« an [1].

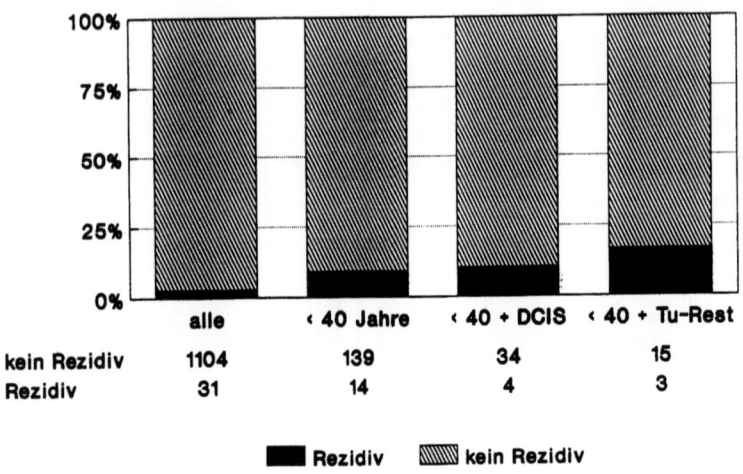

Abb. 4: Prozentsatz intramammärer Rezidive im Gesamtkollektiv, bei Frauen unter 40 Jahre und bei der Kombination mit den Risikofaktoren DCIS und invasiver Tumor im Schnittrand.

In Abbildung 4 ist die Kombination der Risikofaktoren »geringes Alter und Tumorrest« dargestellt. Bei einem Grundrisiko von 2,8% und einem Risiko von 10% bei Frauen unter 40 Jahre erhöht sich die Häufigkeit eines intramammären Rezidiv bei der Kombination mit DCIS (duktales carcinoma in situ) auf 11,8%, mit invasivem Tumorrest auf 20%. (Wegen der geringen Fallzahl in den Teilgruppen können Kaplan-Meier-Schätzungen nicht sinnvoll berechnet werden). Diese Steigerung des Rezidivrisikos bedeutet nicht automatisch, daß ein brusterhaltendes Vorgehen obsolet ist. Führt man in allen 20% Fällen der Risikokombination geringes Alter - invasiver Tumorrest eine Ablatio durch, so hat man dennoch 80% der Frauen die Brust erhalten können. Viel wichtiger ist die Analyse der Fälle mit einem Rezidiv: Kam die Entdeckung des Rezidivs früh genug? War der Verlauf nach dem Rezidiv ungünstig? Die Verlaufsanalyse befindet sich noch in Vorbereitung und kann hier noch nicht präsentiert werden.

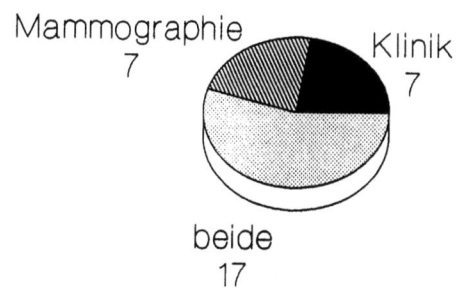

Abb. 5: Entdeckbarkeit intramammärer Rezidive durch klinische Untersuchung

Von 31 Rezidiven hatten 20 eine Größe unter 20 mm (T1). Lediglich 5 Fälle zeigten ein ungünstiges, die Brust diffus durchsetzendes Wachstum. Letztere bilden ein ernstes diagnostisches Problem, da in der operierten und bestrahlten Brust ohnehin Infiltrate, Hämatome, Ödeme und Narbenveränderungen vorkommen. Nur bei sehr sorgfältiger Verlaufsanalyse ist das diffus wachsende Tumorrezidiv von solchen Veränderungen abgrenzbar. Es sei aber auf die, absolut gesehen, seltene Erscheinung (5 von 1135 entspricht 0,4%) diffus wachsender Rezidive hingewiesen.

Die frühe Erkennung des Rezidivs rückt damit in den Mittelpunkt der brusterhaltenden Therapie überhaupt. In Abbildung 5 ist dargestellt, mit welchen Methoden die intramammären Rezidive festgestellt wurden. Man erkennt, daß Mammographie und klinische Untersuchung gleichwertige, sich ergänzende Untersuchungsverfahren sind. Die Sonographie der erhaltenen Brust führen wir ebenfalls seit einigen Jahren durch. Es ist jedoch noch zu früh, um Kriterien und Wertigkeit der Ultraschalluntersuchung bei der Rezidiverkennung beurteilen zu können.

Durch die ständige Erweiterung der Indikationen werden in der Universitäts-Klinik Hamburg inzwischen über die Hälfte der Mammakarzinom-Patientinnen brusterhaltend behandelt. Der befürchtete Anstieg der intramammären Rezidivrate ist bisher ausgeblieben. Daher können wir ohne Nachteile Frauen, die das psychische Trauma der Krebsdiagnose verarbeiten müssen, das zusätzliche Trauma der verstümmelnden Brustamputation ersparen und so zu einer verbesserten Lebensqualität unserer Brustkrebspatientinnen beitragen.

Literatur

1. Harris J. R., Hellmann S.: Conservative surgery and radiotherapy. In: Harris J. R., Hellmann S., Henderson I.C., Kinne D. W. (Edit.): Breast diseases. Lippincott Com. London u. a., S 299-323, 1987
2. Schreer I., Frischbier H.-J., Maass H., Stegner H.-E.: Behandlungsergebnisse nach brusterhaltender Therapie: Analyse der intramammären Rezidive. Geburtsh. u. Frauenheilk. 50, 929-934, 1990

Die Behandlung des Mammakarzinoms
Therapiekonzept der neunziger Jahre

W. Jonat

Einleitung

Die Therapie des Mammakarzinoms ist in den letzten Jahren durch 2 Aspekte wesentlich beeinflußt worden.

Es sind dieses 1. die Durchführung umfangreicher randomisierter Therapiestudien, die in Sammelstatistiken, die heute über 100 000 Patienten umfassen, ausgewertet wurden und 2. die Erarbeitung von Therapieempfehlungen in sogenannten Konsensus-Konferenzen. Dem Gremium, welches die Empfehlungen aussprach, gehörten dabei unabhängige, nicht mit dem Thema »Mammakarzinom« beschäftigte Wissenschaftler, Patientinnen und Personen des öffentlichen Lebens an. Diesem Gremium wurden in den Konsensus-Konferenzen die internationalen Studienergebnisse vorgestellt. Die anschließend erarbeiteten unabhängigen Empfehlungen haben in den USA Richtliniencharakter. Im Folgenden sollen die Ergebnisse der Sammelstatistik der Early breast cancer trialists' collaborative group und die Empfehlungen der Konsensustreffen für die Wahl des operativen Vorgehens – Mastektomie versus brusterhaltendes Vorgehen –, die adjuvante Therapie nach Primäroperation und die Behandlung des metastasierten Mammakarzinoms vorgestellt werden.

Operatives Vorgehen

Die brusterhaltende Therapie – in Deutschland eingeführt durch Thomsen und Mitarbeiter – ist heute das Standardverfahren für die Behandlung des Mammakarzinoms. In Hamburg werden zur Zeit 2/3 aller Patientinnen brusterhaltend operiert (siehe Abb. 1).

Die Empfehlungen der Consensus development conference vom Juni 1990 in Bethesda lauten folgendermaßen:

1. Die brusterhaltende Therapie ist das gängige operative Verfahren für Patientinnen mit einem Mammakarzinom der Stadien 1 und 2 (< 4cm).

2. Das technische Vorgehen umfaßt: die Exzision des Tumors (Segmentresektion, Lumpektomie oder Tumorektomie), die radikale Lymphonodektomie der Level I und II und die Nachbestrahlung.

Empfohlen wird eine bogenförmige Schnittführung im Bereich des zu entfernenden Tumors. Entscheidend für die Größe der Exzision ist eine histologisch nachgewiesene sicher im Gesunden erfolgte Entfernung des Tumors.

Die Größe des Primärtumors spielt nur eine untergeordnete Rolle. Selbst Tumoren bis zu einer Größe von um 4 cm können brusterhaltend operiert werden!

Nicht geeignete Fälle laut Konsensustreffen sind Patientinnen mit multizentrischen Karzinomen sowie Fälle mit massiver multifokaler Komponente oder diffuser Mikrokalzifikation. Darüber hinaus Patientinnen, bei denen ein ungünstiges kosmetisches Ergebnis erwartet werden kann, z.B. bei ungünstiger Tumor - Brustgrößen - Relation und bei speziellen Kollagen und vaskulären Erkrankungen.

Kontrovers wird die Bedeutung der intraduktalen Tumorkomponente um das invasive Karzinom, die Bedeutung der extensiven Lymphangiosis carcinomatosa und die Bedeutung des Alters diskutiert.

In Tabelle 1 sind die Ergebnisse der Hamburger Mammakarzinomstudie 1972-1990 bezüglich der intramammären Rezidive in Abhängigkeit von den genannten Risikofaktoren dargestellt. Danach ist das jugendliche Alter auch in unserem Kollektiv zumindest bezüglich des intramammären Rezidivs ein hoher Risikofaktor. In neueren Studien wird dieser Risikofaktor allerdings wieder relativiert.

Die Behandlung des nichtinvasiven intraduktalen Karzinoms bleibt umstritten. Empfehlungen für das therapeutische Vorgehen liegen zur Zeit noch nicht vor. Standardverfahren ist weiterhin die radikale Mastektomie mit oder ohne radikaler Lymphonodektomie des Level I.

In Studien wird die Möglichkeit der brusterhaltenden Therapie bei kleineren intraduktalen Karzinomen überprüft.

Abb.1: Entwicklung der Mammakarzinom Operationen. Mastektomie versus konservierendes Vorgehen

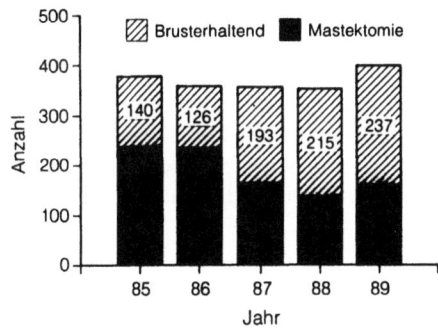

Tabelle 1: Das intramammäre Rezidiv in Abhängigkeit von Risikofaktoren

Die Brusterhaltende Therapie UKE Hamburg 1972-1990

Risikofaktor	Gesamt (n=1135)	intramammäre Rezidive (n=31)
Alter < 40 Jahre	153 (13,5%)	14 (48,4%)
DCIS Anteile um den Tumor	271 (23,9%)	11 (35,5%)
Lymphangiosis carcinomatosa	85 (7,5%)	4 (12,8%)
Invasiver Tumor am Schnittrand	92 (8,1%)	6 (19,4%)

Die adjuvante Therapie des Mammakarzinoms

Das Ziel der brusterhaltenden Therapie ist die Erhaltung der körperlichen Integrität der Frau. Das Ziel einer adjuvanten Therapie ist die Reduktion der Mortalität.

Umfangreiche internationale kooperative randomisierte Studien haben hier zu kleinen Fortschritten geführt.

Die Early breast cancer trialists collaborative group, geführt von Peto, konnte anhand von über 100.000 in Studien behandelten Patientinnen die Verbesserung der Überlebensrate für eine adjuvante Chemotherapie mit CMF und für eine adjuvante Tamoxifen®-Therapie zeigen.

In Tabelle 2 sind die Ergebnisse für die Chemotherapie und in Tabelle 3 für die Tamoxifen-Therapie dargestellt. Danach profitieren prämenopausale Patientinnen von einer adjuvanten Chemotherapie, wo hingegen postmenopausale Patientinnen eher von einer adjuvanten endokrinen Therapie profitieren.

Diese Ergebnisse sind im Vergleich zum Kontrollkollektiv hoch signifikant. Aus diesen eindeutigen Verbesserungen der Überlebensraten ergibt sich die in Tabelle 4 dargestellte Empfehlung für die adjuvante Therapie der Lymphknoten positiven Patientinnen. Danach wird in Abhängigkeit vom Rezeptorbefund und vom menopausalen Status chemotherapeutisch bzw. hormonell behandelt.

Der direkte Vergleich einer Chemo- und Hormontherapie wurde im Rahmen der German Adjuvant Breast Cancer Group (GABG), Studie 1, durchgeführt. Das Ergebnis ist in vollständiger Übereinstimmung mit der Konsensusempfehlung. In der Prämenopause profitieren Patientinnen von einer Chemotherapie gegenüber einer endokrinen Therapie, wo hingegen postmenopausale Patientinnen eher von einer hormonellen als von einer Chemotherapie profitieren.

Für die Prämenopause ist der Einfluß einer Chemotherapie induzierten Amenorrhoe denkbar. Die ECOC-Studie, die Ludwig-Studie, die dänischen Therapiestudien und die Studie des Guy's Hospitals finden eine signifikante Reduktion der Mortalität durch eine Chemotherapie induzierte Amenorrhoe, wo hingegen die NSABP-Studien und die Untersuchungen von Bonadonna diesen Zusammenhang nicht finden. Peto hat in seiner Sammelstatistik auch die Frage der prophylaktischen Ovarektomie in der Prämenopause überprüft. Auch er findet eine, wenn auch nur marginale Reduktion der Mortalität durch eine prophylaktische Ovarektomie in der Prämenopause.

Tabelle 2: Ergebnisse einer adjuvanten Chemotherapie bei nodal positiven Patientinnen

Adjuvante Chemotherapie - Verbesserung der Überlebensrate in Prozent - CMF mindestens 6 Monate	
Alter bei Beginn	CMF versus Kontrolle Absolute Differenz (+/- SD, P-Wert)
< 50	9 (+/- 3, $P < 0.0001$)
> 50	2 (+/- 2, NS)
Gesamt	5 (+/- 2, $P < 0.001$)

Tabelle 3: Ergebnisse einer adjuvanten Tamoxifen Therapie bei nodal positiven Patientinnen

Adjuvante Tamoxifentherapie - Verbesserung der Überlebensrate in Prozent - Tamoxifen mindestens 2 Jahre	
Alter	TAM versus Kontrolle Absolute Differenz (+/- SD, P-Wert)
< 50	2 (+/- 2, NS)
> 50	7 (+/- 1, $P < 0.0001$)
Gesamt	6 (+/- 1, $P < 0.0001$)

Tabelle 4: Therapieempfehlung für nodal positive Patientinnen

Adjuvante Therapie des Mammakarzinoms - LK positiv-Stand 1990		
Rezeptor Befund	Prä Menopause	Post Menopause
Positiv	CHT	TAM +/- CHT
Negativ	CHT	CHT +/- TAM

Tabelle 5: Therapieempfehlung für nodal negative Patientinnen

Adjuvante Therapie des Mammakarzinoms - LK negativ-Stand 1990

Risiko Gruppe	Prä Menopause	Post Menopause
Low Risk	- (TAM, GnRH-AG)	TAM
High Risk	CHT	CHT

In neueren Studien, u.a. der GABG, wird zur Zeit die Möglichkeit der LH-RH-Analoga-Therapie im Vergleich zur Chemotherapie bei prämenopausalen, rezeptorpositiven Patientinnen überprüft.

Auch nodal negative Patientinnen können von einer adjuvanten Therapie profitieren. Allerdings liegen nur 3 international anerkannte Therapiestudien vor. Die Therapieempfehlung des Konsensustreffens ist in Tabelle 5 dargestellt. Danach sollten Risikogruppen in Low- und High-risk definiert werden. Hier liegt eine entscheidendes Problem. Eine allgemein akzeptierte Definition dieser Risikogruppen ist nicht bekannt. Es werden für die Prognose des Mammakarzinoms unterschiedliche Faktoren definiert.

Betrachtet man die wichtigsten Faktoren, so zeigt sich, daß die Morphologie hier an erster Stelle genannt werden muß. Die Tumorgröße ist hier der führende Parameter. Das Grading kann ebenfalls Berücksichtigung finden. Reproduzierbare Ergebnisse bei *verschiedenen* Untersuchungen sind jedoch schwer zu erreichen. In Abbildung 2 sind die Ergebnisse für die Tumorgröße und das Grading bezüglich der Rezidivfreiheit aus dem Hamburger Kollektiv dargestellt. Betrachtet man den Nachweis von Rezeptoren, so kann der EGF-Rezeptor Berücksichtigung finden. Die Steroidhormonrezeptoren sind hier von untergeordneter Bedeutung. Ergebnisse der Studie von Harris und Mitarb. zum EGF-Rezeptor und von Thorpe zum Progesteron-Rezeptor sind in Abbildung 3 dargestellt.

Als neuere Faktoren, die Berücksichtigung finden könnten, sind Proliferationsparameter zu nennen. Hier hat McGuire zeigen können, daß sowohl die S-Phase als auch der Ploidie-Status bestimmt werden sollten.

Abb. 2: Tumorgröße und Grading als Prognosefaktor

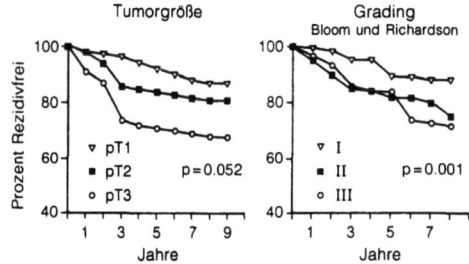

Abb. 3: EGF- und Progesteron-Rezeptor als Prognosefaktor

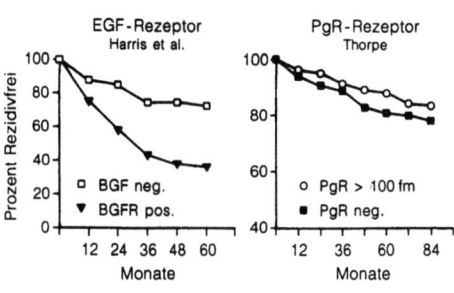

Abb. 4: C-Neu Protoonkogen als Prognosefaktor bei nodalnegativen Mammakarzinomen

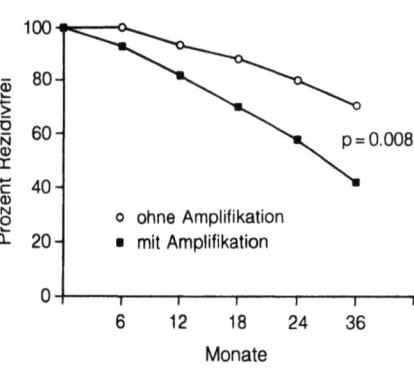

In wieweit die Bestimmung von Onkogenen im Primärtumor für die Prognose von Bedeutung ist, kann nicht endgültig festgelegt werden. Unsere eigenen Untersuchungen, dargestellt in Abbildung 4, zeigen, daß Tumoren ohne C-Neu Protoonkogen-Amplifikation eine günstigere Prognose aufweisen als diejenigen mit Amplifikation dieses Onkogens. Das unabhängige Gutachtergremium der Konsensuskonferenz hat keinen der genannten Parameter als für die Selektion zur adjuvanten Therapie geeignet bewertet.

In Hamburg berücksichtigen wir für die Selektion bei nodal negativen Patientinnen zur Zeit nur die Primärtumorgröße. Tumoren > 2 cm werden adjuvant behandelt.

Die Behandlung des metastasierten Mammakarzinoms

Ziel einer Behandlung des metastasierten Mammakarzinoms ist, bis auf wenige Sonderfälle, die Lebensverlängerung bei guter Lebensqualität.

Diese Zielvorstellung hat zu Therapiekonzepten geführt, bei denen die endokrine Therapie einen entscheidenden Platz einnimmt. Die heute gültigen Empfehlungen sehen den Einsatz der endokrinen Therapie als ersten Therapieschritt bei Fällen ohne massive Beschwerden vor. Ziel der Behandlung ist dabei nicht zwingend die komplette Remission, auch das alleinige no change-Verhalten oder die partielle Remission führen zu einer vergleichbaren Überlebensverlängerung. Beispielhaft ist dieses an den Ergebnissen unseres Patientenkollektivs dargestellt.

Die Bedeutung der endokrinen Therapie ist mit Einführung neuerer Medikamente, wie LH-RH-Analoga und moderner Aromatasehemmer ebenfalls gestiegen. Daneben behält die Chemotherapie selbstverständlich auch einen entscheidenden Platz in der Behandlung des metastasierten Mammakarzinoms. Hier haben sich neben den bekannten Polychemotherapieverfahren auch Monotherapieverfahren etabliert.

Neben der objektiven Erfolgsbeurteilung durch Berücksichtigung der Remissionsraten und der Remissionsdauer sowie Überlebenszeiten werden heute für die Bewertung der einzelnen Therapeutika auch subjektive Erlebenskriterien der Patientinnen berücksichtigt.

Hier sind das Twist-Konzept (Time without symptomes) und das LASA Scale-Verfahren (Linear analoug self assessment) wegweisend.

Neue Forschungsansätze

Neue Forschungsansätze im Bereich des Mammakarzinoms, wie im übrigen auch für die gesamte Onkologie, umfassen heute die Ausweitung der Möglichkeit der Tumorcharakterisierung durch molekularbiologische und morphologische Verfahren, ihre Überprüfung in Studien hinsichtlich der klinischen Relevanz, die Fortführung gezielter prospektiver klinischer Studien und die Überprüfung neuer Therapiekonzepte, wie sie unter dem Begriff »Biological response modifier« zusammengefaßt sind.

Literatur

1. Early breast cancer trialists' collaborative group. Effects of adjuvant tamoxifen and of cytotoxic therapy on mortality in early breast cancer. New Engl J Med 319: 1681-1692, 1988
2. Henderson I.C.: Adjuvant systemic therapy of early breast cancer and endocrine therapy of metastatic breast cancer. In: Harris J.R., Hellman S., Henderson I.C., Kinne D.W., eds. Breast diseases. Philadelphia: Lippincot J.B., 324-353, 1987
3. Jonat W., Kaufmann M., Abel U.: Chemo- or Endocrine Adjuvant Therapy Alone or Combined in Postmenopausal Patients (GABG Trial 1). In: Senn H.J., Goldhirsch A., Gelber R.D., Osterwalder B. (eds) Recent Results in Cancer Research: Adjuvant Therapy of Primary Breast Cancer 163-169, 1989
4. Kaufmann M., Jonat W., Abel U.: Adjuvant Chemo- and Endocrine Therapy Alone or in Combination in Premenopausal Patients (GABG Trial 1). In: Senn H.J., Goldhirsch A., Gelber R.D., Osterwalder B. (eds) Recent Results in Cancer Research: Adjuvant Therapy of Primary Breast Cancer 118-125, 1989

VIII. Gynäkologische Radiologie

Spezielle Aspekte der gynäkologischen Radiologie

H.-A. Ladner

Mit den Beiträgen dieses Bandes wird angestrebt, nur einige aktuelle Fragen der gynäkologischen Radiologie zu diskutieren, um die vielseitigen klinisch-wissenschaftlichen und praktischen Probleme der Zusammenarbeit zwischen Frauenärzten und Radiologen deutlich zu machen. Hierbei haben sich über die praktischen Fragen der Indikationen zu Untersuchungen mit bildgebenden Verfahren (wie bei der Mammographie) und der Indikationen und Durchführung strahlentherapeutischer Maßnahmen hinaus inzwischen Aufgabengebiete ergeben, die heute durch die Zusammenarbeit von Gynäkologie und Radiologie schneller gelöst bzw. intensiver bearbeitet werden können als in den vergangenen Jahren. Hierüber sind eine Reihe von zusammenfassenden Darstellungen [12,13,22,23,25,31] erschienen, die mit Anregungen und konkreten Empfehlungen diese Zusammenarbeit gefördert haben und damit nachweisen konnten, daß kompetente Spezialisten - wie gynäkologische Radiologen mit Basiskenntnissen beider Disziplinen - Fortschritte sowohl für die Radiologie als auch für die Frauenheilkunde und Geburtshilfe garantieren. Anhand von 9 Beispielen möchte ich diese Feststellung unterstreichen: dabei bevorzuge ich diejenigen Fragen, die ich in den vergangenen 21 Jahren gemeinsam mit Kollegen der Radiologie oder Gynäkologie bearbeitet oder angeregt habe. Diese Beispiele beziehen sich auf die Röntgendiagnostik und die Strahlentherapie; daher wird nach Trennung dieser radiologischen Fachgebiete das Wissen häufig nur unvollständig weitergegeben oder registriert.

1. Beckenmessung

Nach verlängertem Geburtsverlauf brachten Röntgenaufnahmen - vor oder nach Entbindungen angefertigt - häufig Aufschlüsse über allgemein verengte Beckenformen, Abnormitäten des Kreuz- oder Steißbeins oder ähnliche mögliche Geburtsbehinderungen, die bei einer erneuten Entbindung zu berücksichtigen sind. Auf derartige Röntgenaufnahmen bei diesen Gelegenheiten wurde aus Strahlenschutzgründen häufig verzichtet.

Mit der Einführung der Kernspin-Tomographie (MRI) hat die Beckenmessung nach den Untersuchungen von Bauer und Mitarb. [5,16,43] inzwischen eine Renaissance erfahren, auf die Geburtshelfer auch mehrerer anderer Frauenkliniken gern zurückgreifen. Allerdings erfordert dies neben der Bereitstellung der MRI-Apparaturen auch nachts meist eine spezielle Auswertung der Beckenmaße.

2. Laterales Zystogramm

Inzwischen haben statistische Untersuchungen und praktische Durchführung dieser Röntgenmethode (in Ruhe und nach Pressen – am besten mit Videoaufnahmen) gezeigt [41], daß sich Operateure durch die gemeinsame Auswertung bei Primär- und Rezidivpatientinnen mit Descensus uteri eine bessere Vorstellung von der einzusetzenden Operationsmethode machen können [7,23]. Auf diese Weise erfolgen auch Rezidivoperationen gezielter und damit erfolgreicher als bisher.

3. Hysterosalpingographie

Eine subtile Ausführung nach exakter Indikationsstellung unter Beachtung einiger Voraussetzungen (7.-10. Tag p.m. / vorher Bestimmung des Reinheitsgrades der Vagina / maximal 5-7 ml Kontrastmittel [7]) erfolgt nach Umfragen nur noch an wenigen größeren deutschen Frauenkliniken. An meiner Abteilung konnten eine Reihe von Fragestellungen in den vergangenen Jahrzehnten bearbeitet werden, die den Wert und die Notwendigkeit dieser Röntgenmethode unter Beachtung des Strahlenschutzes unterstreichen. Hierüber werden wir auch weiterhin berichten.

4. Zur Rolle der Radiologie beim Mammakarzinom

Mit den Beiträgen in diesem Band wird unterstrichen, daß eine enge klinische Kooperation sowohl über die Früherkennung des Mammakarzinoms durch eine optimale Kombination von Mammographie [3], gezielter Punktion [s.a.11], Zytologie, Ultraschall und Klinik als auch über die Strahlentherapie nach brusterhaltenden Operationen und nach Mastektomie die Behandlungsergebnisse verbessert. Daher sind die Fortschritte in der

Röntgendiagnostik und Strahlentherapie beim Mammakarzinom ein besonders gutes Beispiel, daß sich Indikationen und Durchführung stets an klinischen Fragestellungen orientieren müssen. Erst mit genügend hohen Strahlendosen und mit Einbeziehung von Prognosefaktoren [24] wurden therapeutische Fortschritte erzielt, von denen zu hoffen ist, daß sie sich durch eine enge Zusammenarbeit von Radiologen und Operateuren auch in Zukunft verbessern lassen.

5. Wertigkeit der Diagnostik bildgebender Verfahren vor und während der Therapie von gynäkologischen Malignompatientinnen

Mehrere Ultraschall-, Computertomographie (CT)- oder Kernspin-Tomographie (MRI)-Befunde konnten später nicht dem Operationsbefund zugeordnet werden; durch Interpretationsfehler, durch mangelnde topographisch-anatomische Kenntnisse der Untersucher oder durch ungenügendes Wissen über Metastasierungswege gynäkologischer Malignome haben praetherapeutische Untersuchungen in den einzelnen Frauenkliniken einen unterschiedlichen Stellenwert [17,18,28,30,34,44]. Trotzdem bleibt das Bemühen, bei den einzelnen gynäkologischen Karzinomen vorher über Tumorgröße, Lymphknotenbeteiligung oder Befall der Nachbarorgane durch bildgebende Verfahren orientiert zu sein, allein schon, um das therapeutische Vorgehen festzulegen. Aber diese Fragestellungen sind zahlreiche - meist optimistische - radiologische Publikationen mit hoher Treffsicherheit geschrieben worden [14,28,30]. Dies sollte kritischer und realitätsnäher dargestellt werden [25], aber bisher orientiert sich der Radiologe nicht immer am tatsächlichen Befund, der erst Tage oder Wochen nach seiner Untersuchung erhoben wird. Auch die Einstellung der Röntgendiagnostiker zur Lymphographie bleibt - allein schon wegen des Arbeitsaufwands - skeptisch; an meiner Abteilung haben wir uns Urteils- und Aussagefähigkeit bei allen bildgebenden Verfahren, einschl. Lymphographie, durch laufende Übung und Vergleiche mit Histologie und Operationsbefund zu erhalten versucht. Die Lymphographie wurde bereits kurz nach Übernahme der Abteilung 1971 als Routinemethode eingeführt und zwischen 1971 und 1991 bei 1950 Tumorpatientinnen ausgeführt. Unsere bisherigen Auswertungen der Ergebnisse hatten in Übereinstimmung mit anderen Autoren [13,23,28,30,31] eine Treffsicherheit von über 80%. Daher behält die Lymphographie in der gynäkologischen Tumordiagnostik, insbesondere beim Zervixkarzinom, weiterhin ihren gesicherten Platz [22,28], auch wenn sie an anderen Röntgeninstituten heute kaum oder nur noch in Einzelfällen durchgeführt wird.

Tabelle 1a: Zervixkarzinom, 1982-1986, (Plattenepithelkarzinom) nach Annual-Report, Band 21

Stadium	Radium		Afterloading			
			low-dose-rate		high-dose-rate	
	n	5a-ÜLR	n	5a-ÜLR	n	5a-ÜLR
I	1063	70,5%	671	69,4%	288	71,0%
II	2878	59,7%	1695	60,8%	655	65,9%
III	2942	44,9%	1346	39,0%	755	43,4%
IV	203	17,8%	128	19,2%	64	21,2%
Gesamt	7086	54,2%	3840	53,7%	1762	55,7%

Tabelle 1b: Gegenüberstellung der 5-Jahres-Überlebensraten nach intrakavitären Einlagen in den einzelnen FIGO-Stadien und Gesamtzahlen (alle Behandelten)

Stadium	n		5a-ÜLR
I	12143	(37,9%)	81,6%
II	10285	(32,1%)	61,3%
III	8206	(25,6%)	36,7%
IV	1378	(4,3%)	12,1%
nicht eingestuft n=40			
Gesamt	32052	(100%)	59,8%

6. Strahlenreaktionen der Genitale, insbes. des Ovars und seiner Nachbarorgane.

Trotz intensiver Forschung sind die vielfältigen Reaktionen bestrahlter Organe und ihrer Nachbarorgane noch immer nicht in allen Einzelheiten bekannt. Dies betrifft vor allem die medikamentösen Beeinflussungsmöglichkeiten, z.B. bei Darmreaktionen [9,20,23]. Auch Strahlenreaktionen der Generationsorgane, insbesondere der Ovarien, bedürfen noch weiterer Abklärung: hierbei sind die endokrinologischen Auswirkungen besonders zu untersuchen. Diese bekannten Befunde habe ich in 2 Handbuchartikeln [19,21] zusammengestellt; dieses Grundlagenwissen sollte noch intensiver gesichtet werden, um die weitere Ovar-Forschung gezielter als bisher durchführen zu können.

7. Auswahl einer geeigneten Afterloading (AL)-Methode

Mit einer Fülle von Workshops, Tagungen und Veranstaltungen vollzog sich in den vergangenen Jahrzehnten der Übergang von Radium zu unterschiedlichen Afterloading-Methoden (mit Iridium, Kobalt, Zaesium oder Californium). Sicher haben sich vielbeschäftigte zentrale Strahlenkliniken überwiegend für Kurzzeit-Methoden mit Iridium-192 entschieden, zumal ein Mehrzweckeinsatz nicht nur für gynäkologische Malignome, sondern auch für Oesophagus-, Bronchial- und HNO-Karzinome möglich war [1,6]. Strahlenbiologisch ist bei der Kurzzeitzuwendung radioaktiver Isotope jedoch stets eine häufige Fraktionierung (mindestens 6) anzustreben. Inzwischen füllt das Wissen um den Vergleich von Kurzzeitanwendungen im Vergleich zu Radium dicke Bücher – praktische Erfahrungen muß jedoch jeder Strahlentherapeut am Patienten selbst sammeln, um die Strahlenansprechbarkeit (auch Strahlensensibilität) des Tumors selbst zu beurteilen. Dabei fiel mir auf, daß sich diejenigen Kollegen für eine Medium-Dose-Methode entschieden, die den Tumor beim Patienten nach jeder Applikation selbst tasteten bzw. betrachteten. Daher habe ich mich nach längerem Literaturstudium und Gesprächen mit Kollegen entschieden, in Freiburg Zaesium-137 für die Strahlentherapie von Zervixkarzinomen einzusetzen. Inzwischen hat sich Zaesium – auch im Vergleich mit den Kurzzeit-Verfahren – ausgezeichnet bewährt. Über unsere Erfahrungen bei 300 Patientinnen berichten wir in Kürze. Die Daten aus dem Annual report 21 (Tabellen 1a und b) zeigen, daß die Heilungsresultate nach Kurzzeit (high-dose-rate)-Anwendung denen nach Radium oder Low-dose-rate-AL gleichwertig sind. Trotzdem muß jede Frauenklinik die für sie am besten geeignete AL-Methode auswählen.

Dabei ist auch zu überlegen, ob histologische Sonderformen, die als prognostisch ungünstig einzustufen sind [45], speziellen Strahlentherapie-Kombinationen mit höheren Dosen zuzuführen sind.

8. Komplikationen und Rezidive nach Strahlentherapie

Skepsis und Furcht vor der Strahlentherapie beruhen bei Patientinnen und Frauenärzten häufig darauf, daß Resultate definitiv erst nach mehreren Jahren beurteilt werden können und daß falsche Vorstellungen über die Primär- und Rezidivtherapie mittels Strahlen bestehen. Die Zunahme von Komplikationen nach gynäkologischer Strahlentherapie [1,9] in den vergangenen zwei Jahrzehnten hat die Schwierigkeiten verstärkt, ohne Emotionen

Tabelle 2: Häufigkeitsangaben von schweren Komplikationen nach Strahlentherapie von Patientinnen mit Zervixkarzinom

Erstautor Zeitraum/Stadium	n	Spätfolgen incl.Fisteln (Harnblase u. Rectum) n	%	zusätzl. Angaben
Bourne [8] 1983 1959-74/alle Stad.	1390	157 (dav. 7 Fisteln)	11,3	ÜLR 66,8% für alle Stadien
Hilesma 1981 1964-73/Stad. III	311	-	12,5 (nur Fisteln)	-
Orton [31] 1986 1958-66/Stad. IIB+III	410	48	11,7	Schwere von der Dosis abhängig
Remy [32] 1986 1976-82/Stad. I	73	-	12	50-54 Gy postop.
Einhorn 1985 1967-76/Stad. Ia+IIa	113	-	5,9	nur primäre Strahlentherapie
Alberti [1] 1987 1976-82/ alle Stadien	113	-	11	nur primäre Strahlentherapie
Ladner [22] 1990 1975-86/alle Stadien	993	15 (dav. 9 Fisteln)	3,5 -	nur primäre Strahlentherapie

über den Einsatz der Stahlentherapie als Behandlungsmethode in der Gynäkologie zu sprechen. Bei entsprechenden Erfahrungen und Fachkenntnissen lassen sich die schweren Komplikationen bei gynäkologischen Malignompatientinnen vermeiden - nur muß heute gefragt werden, welcher allgemeine Strahlentherapeut den therapeutischen Dosisrahmen noch ausschöpft.»Einheitsdosierungen« und fehlender Mut zur Verantwortung sind nach zahlreichen Gesprächen mit deutschen Strahlentherapeuten und Gynäkologen verbreitet anzutreffen. Dies kann sicher nur geändert werden durch Optimierung von Fachwissen [20,32,33,37,38,39] - die wenigen gynäkologischen Radiologen werden bisher immer wieder angesprochen und sind z.T. bei Workshops als Vortragende gefragt. Um eine Optimierung auf diesem Gebiet zu erreichen, bedarf es auch in den kommenden Jahrzehnten mehr speziell ausgebildeter Frauenärzte oder Strahlentherapeuten, die möglichst selbständig - in Abteilungen - verantwortlich tätig sein können.

In diesem Band kann aus Raumgründen keine ausführliche Analyse der Komplikationsursachen vorgenommen werden; mit der Tabelle 2 möchte ich jedoch darauf hinweisen, daß auch beim Zervixkarzinom der prozentuale Anteil von strahleninduzierten Komplikationen (auch von Fisteln) von Klinik zu Klinik große Unterschiede aufweist und daß bei vielen Strahlentherapeuten, die schwere Komplikationen verursachen, keine Neigung besteht, sich vorher über die Entstehungsmöglichkeiten von Komplikationen oder auch von Rezidiven Gedanken zu machen. Besonders hinzuweisen ist auf die Gefahr von Perforationen bei den Einlagen zur Brachytherapie [10,15,29], zumal sich daraus schwere Darmkomplikationen ergeben können. Wichtig ist ferner, daß Komplikationen je nach Schweregrad klassifiziert werden, um Häufigkeit und Ausmaß von Strahlenfolgen besser einordnen und vergleichen zu können [32,37], auch im Vergleich zu Operationsfolgezuständen [40]. Detaillierte und regelmäßige Analysen sind notwendig, um Komplikationen oder Rezidive in der gynäkologischen Strahlentherapie zu vermeiden.

9. Qualitätssicherung beim Einsatz bildgebender Verfahren und der Strahlentherapie

Alle geschilderten radiologischen Spezialmethoden und strahlentherapeutischen Maßnahmen stellen zunehmend hohe Anforderungen an das klinische Wissen von diagnostisch oder strahlentherapeutisch tätigen Radiologen und Gynäkologen. Gleichzeitig wird über eine Qualitätssicherung an die Verantwortung jedes Kollegen appelliert, die Röntgendiagnostik und Strahlentherapie weiterhin zu optimieren. Auch wenn dies schon oft und ausführlich dargelegt wurde [27], muß abschließend auch dieser Aspekt der Qualitätssicherung in der gynäkologischen Radiologie nochmals als Appell und Forderung an Klinikleitungen und wissenschaftliche Gesellschaften herausgestellt werden.

Nur auf diese Weise kann die gynäkologische Strahlentherapie so gut bleiben, wie sie - siehe Annual Report-Daten Vol. 16-21 - an größeren deutschen Frauenkliniken mit speziellen gynäkologisch-radiologischen Abteilungen war. Frauenärzte und Radiologen sind aufgerufen, bessere Voraussetzungen als bisher für die »Gynäkologische Radiologie« zu schaffen. In mehreren größeren deutschen Behandlungszentren, so auch in Freiburg, bestehen seit zwei Jahren hierzu schlechte Ausgangspositionen.

Literatur

1. Alberti W.: Analysis of late effects after high-dose rate afterloading therapy carcinoma with the gamma-Med. In: Busch M., Alberti W. (eds.): High dose rate afterloading therapy of uterine cancer. Universitäts-Strahlenklinikum Essen FRG 1-12, 1987
2. Baier K., Herbolsheimer M., Sauer O. (Hrsg.): Interdisziplinäre Behandlungsformen beim Mammakarzinom und bei gynäkologischen Malignomen. Wachholz, Nürnberg, 1990
3. Barth V.: Radiologische Diagnostik gut- und bösartiger Prozesse in der Brust. In: 42, 292-384, 1989
4. Battermann J.J.: Breast conserving therapy, some considerations. In: 2, 147-153, 1990
5. Bauer M., Henne K., Friedburg H., Ladner H.-A., Schulz-Wendtland R.: Neue Möglichkeiten der geburtshilflichen Beckenmessung. In: Hillemanns, H.G. (Hrsg.): Das Restrisiko gegenwärtiger Geburtshilfe. Thieme, Stuttgart, New York, 1988
6. Bauer M.: Untersuchungen zur Kontakttherapie von Zervix- und Corpuskarzinomen unter Verwendung der Nachladetechnik. Habil.-Schrift. Mediz. Fakult. Heidelberg, 1986
7. Behr J.: Lageveränderungen des weiblichen Genitale. In: Willgeroth F., Breit A.: Weibliches Genitale - Mamma - Geburtshilfe. Diagnostik mit bildgebenden Verfahren. Springer Berlin, Heidelberg, New York, Tokyo 69-80, 1989
8. Bourne R.G., Kearsley H.H., Grove W.D., Roberts S.J.: The relationship between early and late gastrointestinal complications of radiation therapy for carcinoma of the cervix. Int. J. Radiat. Oncol. Biol. Phys. 9, 1445-1450, 1983
9. Choi K., Aziz H., Rotman M.: Complications in the radiotherapeutic management of gynecological cancers. In: Noris D., Hilaris B.S. (Hrsg.): Radiation therapy of gynecological cancer. Ar Liss, New York, 239-249, 1987
10. Cunningham D.E., Stryker J.A., Velkley E., Chung C.K.: Routine clinical estimation of rectal, rectosigmoidal and bladder doses from intracavitary brachytherapy in the treatment of carcinoma of the cervix. Int. J. Radiat. Oncol. Biol. Phys. 7, 605-608, 1981
11. Cusick J.D., Dotan J., Jaecks R.D., Boyle W.T.: The role of true-cut needle biopsy in the diagnostic of carcinoma of the breast. Surgery Gynecol. Obstret. 170, 407-410, 1990
12. Frischkorn R.: Prognose gynäkologischer Malignome. Lebensvers. Med. 24, 1, 1987
13. Frischkorn, R.: Aufgaben der gynäkologischen Radiologie in Diagnostik und Therapie. Gynäkologe 20, 202-211, 1987.

14. Girinski T., Leclerc J., Pejovic M.H., Legrand I., Bridier A., Ricard M., Praole M., Delapierre M., Chassagne D.: Prospective comparison of ultrasound and computed tomography in the evaluation auf the size of the uterus: Can these Methods be used for intracavitary treatment planning of carcinoma of the uterus. Int. J. Radiat. Oncol. Biol. Phys. 13, 789-794, 1987
15. Hamberger A.D., Unal A., Gershenson, Fletcher G.H.: Analysis of severe complications of irradiation of carcinoma of the cervix: Whole pelvis irradiation and intracavitary radium. Int. J. Radiat. Oncol. Biol. Phys. 9, 367-371, 1983
16. Hata T., Makihara K., Aoki S., Hata K., Kitao M.: Magnetic resonance imaging of the fetus: initial experience. Gynecol. Obstret. Investig, 29, 255-258, 1990
17. Hricak H., Carrington B.: MRI of the pelvis, Dtsch. Ärzte-Verlag Köln, 1991
18. Hricak H., Laecy C.G., Sandles L.G., Chang Y.C.F., Winkler M.L., Stern J.L.: Invasive cervical carcinoma. Comparison of MR imaging and surgical findings. Radiology 166, 623-632, 1988
19. Ladner H.-A.: Reproductive organs. In: Scherer E., Streffer Ch., Trott K.-R. (Hrsg.): Radiopathology of organs and tissues. Springer-Verlag, 433-460, 1991
20. Ladner H.-A.: Das Fachgutachten in der gynäkologischen Radiologie. In: 42, 505,512, 1989
21. Ladner H.-A.: Somatische Strahlenreaktionen an Generationsorganen. In: Heuck F., Scherer E. (Hrsg.): Handb. Mediz. Radiol. Bd.XX, 123-170, Springer-Verlag, 1985
22. Ladner H.-A.: Zur Arbeit und Funktion der Abteilung Gynäkologische Radiologie an der Universitäts-Frauenklinik Freiburg. In: Kaltenbach F.-J., Ladner H.-A. (Hrsg.): Festschrift Prof.Dr. H.-G. Hillemanns zum 60. Geburtstag 1983. Freiburg, 30-45, 1991
23. Ladner H.-A.: Alte und neue Aspekte zur Zusammenarbeit zwischen Gynäkologen und Radiologen. In: Hilgarth M., Mönig-Schuth M. (Hrsg.): Festschrift für Prof. Dr. H.-G. Hillemanns zum 65. Geburtstag. 257-273, 1989
24. Ladner H.-A.: Prognosefaktoren beim Mammakarzinom. Folgerungen für die Strahlentherapie. Radiologe 28, 102-108, 1988
25. Ladner H.-A.: Alte und neue Aspekte zur kombinierten Therapie bei gynäkologischen Tumoren. In: Wannenmacher M., Schreiber H.W., Gauwerky F., Ladner H.-A., Knüfermann H., Slanina J. (Hrsg.): Kombinierte chirurgische und radiologische Therapie maligner Tumoren. Urban u. Schwarzenberg, München-Wien-Baltimore, 217-232, 1981
26. Layfield L.J., Layfield L.J., Parkinson B., Wong J., Giuliano A.E., Basset L.W.: Mammographically guided fine-needle aspiration biopsy of nonpalpable breast lesions. Cancer 68, 2007-2011, 1991
27. Löffler E.: Qualitiy control in brachytherapie. In: 2, 71-84, 1990

28. Lüning M., Felix R.: Komplexe bildgebende Diagnostik-Abdomen, Dtsch. Ärzte-Verlag, Köln, 1989
29. Matsuyama T., Tsukamoto N., Matsukuma K., Kamura T., Jingu K.: Uterine perforation at the time of brachytherapy for the carcinoma of the uterine cervix. Gynecol. Oncol. 23, 205-211, 1986
30. Newton W.A., Roberts W.S., Marsden D.E., Cavanagh D.: Value of computerized axial tomography in cervical cancer. Oncology 44, 124-127, 1987
31. Nori D., Hilaris B.S. (Hrsg.): Radiation therapy of gynecological cancer. Ar Liss, New York, 1987
32. Orton C., Wolf-Rosenbaum S. : Dose dependence of complication rate in cervix cancer radiotherapy. Int. J. Radiat. Oncol. Biol. Phys. 12, 37-44, 1986
33. Remy J.C., Fruchter R.G., Choi D.K., Rotman M., Boyce J.G.: Complications of combined radical hysterectomy and pelvic radiation. Gynecol. Oncol. 24, 317-326, 1986
34. Rubens D., Thornbury J.R., Angel C., Stoler M.H., Weiss S.L., Lerner R.M. Beechzin J.: Stage Ib cervical carcinoma-comparison of clinical, MR and pathological staging. Amer. J. Roentgenol. 150, 135-138, 1988
35. Säbel M.: Bildgebende Verfahren in der Mammadiagnostik. In: 42, 291, 1989
36. Sahakian V., Syrop C., Turner D.: Endometrial carcinoma: Transvaginal ultrasonography prediction of depth of myometrial invasion. Gynecol. Oncol. 43, 217-219, 1991
37. Sismondi P., Sinistrero G., Zola P., Volpe T., Ferraris R., Gastelli G.L., Giai M.: Complications of uterine cervix carcinoma treatments: the problem of a uniform classification. Radioth. Oncol. 14, 9-17, 1989
38. Thieme R., Graeff H.: Komplikationen an den ableitenden Harnwegen und des Darmes nach Operationen und Strahlentherapie. In: 42, 211-221, 1989
39. Vahrson H.: Vermeidbare Fehler bei der kombinierten Bestrahlung des Kollum- und Vaginalkarzinoms. Röntgenberichte 7, 397-406, 1976
40. Wierzbicki J.G., Patel P., Yaes R.J., Maruyama Y.: Surgery versus brachytherapy complications. Int. J. Radiat. Oncol. Biol. Phys. 18, 1275-1276, 1990
41. Westhoff: Inaugural-Dissert., Mediz. Fakult. Freiburg 1991.
42. Willgeroth F., Breit A.: Weibliches Genitale - Mamma - Geburtshilfe. Diagnostik mit bildgebenden Verfahren. Springer Berlin, Heidelberg, New York, Tokyo, 1989
43. Willgeroth F.: Bildgebende Diagnostik in der Geburtshilfe. In: 41, 399-411, 1989
44. Willgeroth F., Breit A.: Informationswert bildgebender Verfahren bei gynäkologischen Tumoren. In: 42, 166-204, 1989
45. Yazigi R., Sandstad J., Mausnoz A.K., Choi D.J., Nguyen P.D., Risser R.: Adenosquamous carcinoma of the cervix prognosis in Stage Ib. Obstret. Gynecol. 75, 1012-1015, 1990

MIX
Papier aus verantwortungsvollen Quellen
Paper from responsible sources
FSC® C105338

If you have any concerns about our products,
you can contact us on
ProductSafety@springernature.com

In case Publisher is established outside the EU,
the EU authorized representative is:
**Springer Nature Customer Service Center GmbH
Europaplatz 3, 69115 Heidelberg, Germany**

Printed by Libri Plureos GmbH
in Hamburg, Germany